周贻谋 编著

# 看得懂用得上的养生经典

④

天津科学技术出版社

## 内容提要

《老老恒言》是清代曹庭栋的一部养生名著。本书对该名著做了选录、解读和点评。内容包括老人坐卧起居、老人饮食调理、老人居室与日常用具、老人身心调养、老人散步与引导、老人防病与服药等等。其中有关老人防病服药与食疗食补的论述尤为精详,单是"老年尤宜"的粥疗方就列举了一百首,颇具实际参考价值。

# 前　言

　　中华养生文化，源远流长，历史悠久，名家众多。典籍浩繁，内容丰富，博大精深。通观纵览，委实是一批弥足珍贵的养生文化遗产。它不但曾为古人的身心健康和却病延年做出过巨大的贡献，而且对今人的摄生颐养仍可提供理论指导，并具实际参考价值，因而备受国人青睐，同时理所当然地赢得了国际赞誉。有的外国专家预言：解决 21 世纪人类健康长寿的金钥匙在东方，而且指明是在古老的东方。所谓古老的东方，实际上主要是指中华民族古代优秀的养生文化遗产。

　　21 世纪是预防医学的世纪，也是人们普遍重视养生保健的世纪，作为久享盛名的传统中华养生文化，必将为整个人类康寿造福而大显身手和大放异彩。

　　多年以来，笔者曾经在《长寿》杂志连续撰文，分别对历代养生家的研究成果及其代表性论著，扼要地做过简略的介绍，引起了广大读者朋友的极大兴趣。事后便有不少读者朋友来信或打电话咨询，甚至直接索要有关资料，特别是有关清代养生家石成金、李渔、尤乘、曹庭栋、袁开昌、李青云等人的摄生经验及其主要论著，瞩目者尤多。很抱歉，当时未能一一满足朋友们的要求。此次终于有机会可以做出回馈性的实际解答了。鉴于清人距今较近，其养生经验体会和见解更易为今人所理解和接受，特拟先从清代养生家的论著和成果开始做一系统介绍，撰编一套通俗易懂而又切合实用的养生经典丛书，共计六本。如有必要和可能，争取日后继续撰编介绍其他朝代养生学家论著和成果的书。现将上述六本养生经典丛书分别简介如下：

第一本，《看得懂用得上的养生经典①》：此书对自幼羸弱多病的清代著名养生学家石成金做了全面评介。特别是他所撰著的《长生秘诀》《长寿谱》《救命针》《养生镜》《延寿丹方》等，至今仍然具有极高的实际参考价值。

第二本，《看得懂用得上的养生经典②》：此书评述了清代文学家兼养生学家李渔有关摄生调养的研究成果。他在《闲情偶寄·颐养部》中发表了许多精辟独到的见解，使人备受启发。

第三本，《看得懂用得上的养生经典③》：此书对清代医家兼养生学家尤乘的《寿世青编》做了选录、解读和点评。这是一部老少咸宜的养生专著，比较切合实用。

第四本，《看得懂用得上的养生经典④》：此书对清代文学家兼养生学家曹庭栋的名著《老老恒言》做了选录、解读和点评。曹氏享年92岁，其书既是他攻读历代养生文献所获心得体会的综述，又是他防病健身和颐养天年的经验总结，很适合于今人实际运用。

第五本，《看得懂用得上的养生经典⑤》：此书对清代医家兼养生学家袁开昌的《养生三要》做了选录、解读和点评。袁氏说，他的书"皆衰辑圣哲良规，名医粹语，一可治未病，一可治已病，一可治医者之病，诚养生三要也"。

第六本，《看得懂用得上的养生经典⑥》：此书对清代养生学家李青云所撰《长生不老秘诀》做了选录、解读和点评。号称活了256岁的李青云，是清代一位精于养生的气功名家。虽然他的年寿很难令人置信，但毕竟是一位享年远超百岁的高寿者。在他的著作中，委实发表了不少卓异超群的真知灼见，诚然在摄生颐养方面令人茅塞顿开，具有极高的参考价值。

这套养生经典丛书的编撰体例是这样的，大体上分为三个部分：一为"名著选录"，二是"帮您解读"，三是"专家点评"，而点评实为全书的重点，除了分析评介原著的主旨、精华或局限性，并表明其取舍态度之外，尤其注重密切联系当今的生活实际，且适当列举有关现实事例，加以画龙点睛的评论。其目的在于更加突出"古为今用"和"学以致用"的特点，务求使读者能够收到"开卷有益"的效果，并且还能有效地帮助解决健身防病过程中所碰到的某些实际问题。

笔者虽然长期从事历代养生文献的研究，心得体会颇多，但囿于水平，书中难免存在某些讹误或欠妥之处，尚祈读者朋友惠于指正。

作者

2014 年 9 月 8 日(中秋节)于长沙梨子山

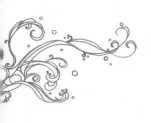

# 概　述

　　《老老恒言》是清代一部颇具影响的老年养生著作。撰者曹庭栋(约 1698—1790),号慈心居士,浙江钱塘(杭州)人。他年逾九十,历经康熙、雍正、乾隆三朝,正值清朝鼎盛时期。曹氏出身于书香世宦之家,很有家学渊源,且工诗画,在文学上造诣颇深。辑有《宋百家诗存》及讲经多种,皆已收入《四库全书》之中。在养生学方面,则有《老老恒言》这部名著传世。

　　依据其表外甥金安清在上述养生书的序文中所述:曹氏自幼羸弱多病,患有"童子痨"即肺结核,鉴于素体虚弱,便一直留在家乡,始终拒绝外出做官。居家伏案,博览诗书,旁搜远绍,精心披阅,凡经学、史学、辞章、考据及医药之学等,无不广为涉猎,深刻领悟。尽管学识宏博,却从不追逐名利,极少与达官贵人交往。故名声寂静无闻。尽管他居住在杭州这样繁华的都市里,却极力将住宅加以园林化,竟然能够做到"辟园林于城中,池馆相望,有白皮古松数十株,风涛倾耳,如置身岩壑"。他喜欢在庭院内欣赏美景,且"终日焚香鼓琴",爱听美妙音乐;又喜吟诗作画,意境高远,志趣盎然。在摄生方面,"唯以自然为宗,故能颐养天和,克享遐寿","至九十余乃终"。曹氏曾引用宋代学者张耒的话说:"大抵养生求安乐,亦无深远难知之事,不过起居、寝食之间尔。"可以说,他的生平就是对养生之道的最好诠释。

《老老恒言》初刊于乾隆三十八年(1773),后因遭兵燹而板毁;同治九年(1870)重刻,又名《养生随笔》。曹氏撰著此书时已经75岁,其时"薄病缠绵,动多拂意","爱于卧室呻吟之余,随事随物留心体察,闲披往籍,凡有涉养生者,摘取以参得失,亦只就起居寝食琐屑求之。《素问》所谓适嗜欲于世俗之常,绝非谈神仙、讲丹药之异术也"。此书既是曹氏攻读历代养生文献所获心得体会的综述,也是防治疾病与颐养天年的经验总结。全书引用经、史、子、集等各类图书文献达300多种,并附有详细书目。凡所引述,并非照抄照录,总要结合自己的认知辨明其是非优劣,然后实事求是地表明其取舍态度。孟子曾说"老吾老,以及人之老",强调既要关爱敬重自家老人,也要关爱敬重别家老人。曹氏因而题其书名曰《老老恒言》。并在该书的自序中表示："可各竭其力,各老其老,俾老者起居寝食,咸获康宁之福,竟若不自知其老,优游盛世,以享余年。吾之老与人之老,得同为太平安乐之寿民,岂非大幸与,岂非大幸与!"

《老老恒言》共分五卷,第一卷谈起居饮食;第二卷论身心调养与防病用药;第三卷谈书斋与配套家具及服装;第四卷讲卧室与卧具;第五卷专论粥谱与粥食,并且极力推崇食粥。本书将分若干专题分别选录书中若干重要篇章,然后一一帮您解读和点评,力求在摄生颐养方面,能为广大中老年朋友提供有益的参考和借鉴。

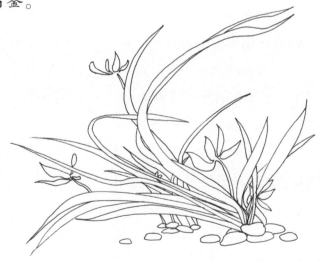

# 目 录

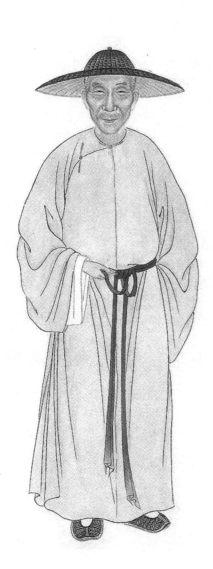

一　论老人坐卧起居

## (一)安寝

### {名著选录}

少寐乃老年大患。《内经》谓："卫气不得入于阴,常留于阳,则阴气虚,故目不瞑。"载有方药,罕闻奏效。邵子曰："寤则神栖于目,寐则神栖于心。"又曰："神统于心。"大抵以清心为要,然心实最难把握,必先平居静养,入寝时,将一切营为计虑,举念即除,渐除渐少,渐少渐无,自然可得安眠。若终日扰扰,七情火动,辗转牵怀,欲其一时消释得乎?

《南华经》曰："其寐也,魂交。"养生家曰："先睡心,后睡目。"俱空言拟议而已。愚谓寐有操、纵二法:操者,如贯想头顶,默数鼻息,反观丹田之类,使心有所着,乃不纷驰,庶可获寐;纵者,任其心游思于杳渺无际之区,亦可渐入朦胧之境。最忌者,心欲求寐,则寐愈难,盖醒与寐交界关头,断非意想所及,唯忘乎寐,则心之或操或纵,皆通睡乡之路。

《语》曰："寝不尸。"谓不仰卧也。相传《希夷安睡诀》,左侧卧则屈左足,屈左臂,以手上承头,伸右足,以右手置右股间;右侧卧反是。半山翁诗云:"华山处士如容见,不觅仙方觅睡方。"此果其睡方耶?依此而卧,似较稳适,然亦不得太泥,但勿仰卧可也。

《记玉藻》曰:"寝恒东首。"谓顺生气而卧也。《保生心鉴》曰:"凡卧,春夏首宜向东,秋冬首向西。"愚谓寝处必安其常,《记》所云恒也,四时更变,反致不安。又曰:"首勿北卧。"谓避阴气。《云笈七签》曰:"冬卧宜向北。"又谓乘旺气矣。按《家语》曰:"生者南向,死者北首。"皆从其初也。则凡东西设床者,卧以南首为当。

卧不安,宜多反侧;卧即安,醒时亦当转动,使络脉流通。否则半身板重,或腰胁痛,或肢节酸者有之。按释氏戒律,卧唯右侧,不得转动,名吉祥睡。此乃戒其酣寐,速之醒也,与老年安寝之道,正相反。

胃方纳食,脾未及化,或即倦而欲卧,须强耐之。《蠡海集》曰:"眼眶属脾,眼开眶动,脾应之而动。"又曰:"脾闻声则动,动所以化食也。"按脾与胃，同位中州，而膜联胃左，故脉居右而气常行于左，如食后必欲卧，宜右侧以舒脾之气。《续博物志》云："卧不欲左胁。"亦此意。食远则左右胥宜。

觉须手足伸舒，睡则不嫌屈缩。《续博物志》云："卧欲足缩是也，至冬夜愈屈缩则愈冷。"《玉洞要略》曰："伸足卧，一身俱暖。"试之极验。杨诚斋《雪诗》云："今宵感叹卧如弓。"所谓愈屈缩愈冷，非耶？

就寝即灭灯，目不外眩，则神守其舍，《云笈七签》曰："夜寝燃灯，令人心神不安。"《真西山卫生歌》曰："默寝暗眠神晏如。"亦有灭灯不成寐者，锡制灯龛，半边开小窦以通光，背帐置之，便不照耀及目。

寝不得大声叫呼。盖寝则五脏如钟磬不悬，不可发声。养生家谓多言伤气，平时亦宜少言，何况寝时？《玉笥要览》曰："卧须闭口，则元气不出，邪气不入。"此静翕之体，安贞之吉也，否则令人面失血色。

头为诸阳之首，《摄生要论》曰："冬宜冻脑。"又曰："卧不覆首。"有作睡帽者，放空其顶，即冻脑之意。终嫌太热,用轻纱包额,如妇人包头式;或狭或宽,可趁天时,亦唯意所适。

腹为五脏之总,故腹本喜暖。老人下元虚弱,更宜加意暖之。办兜肚,将蕲艾捶软铺匀,蒙以丝绵,细针密纫,勿令散乱成块。夜卧必需,居家亦不可轻脱。又有以姜、桂及麝诸药装入,可治腹作冷痛……兜肚外再加肚束,腹不嫌过暖也。《古今注》谓之腰彩,有似妇人之袜胸(乳罩),宽约七八寸,带系之。前护腹,旁护腰,后护命门,取益良多,不特卧时需之。亦有以温暖药装入者。

解衣而寝,肩与颈被覆难密,制寝衣如半臂,薄装絮,上以护其肩。短及腰,前幅中分,扣钮如常,后幅下联横幅,围匝腰间,系以带,可代肚束。更缀领以护其颈,颈中央之脉,督脉也,名曰风府,不可着

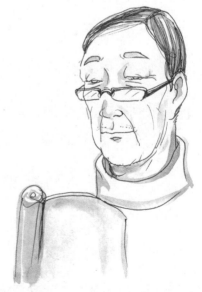

冷。领似常领之半,掩其颈后,舒其咽前,斯两得之矣。穿小袄卧,则如式作单者,加于外。《说丛》云:"乡党必有寝衣,长一身有半。"疑是度其身而半之。如今着小袄以便寝,义亦通。(《老老恒言·卷一》)

**{帮您解读}**

缺少睡眠乃老年人的一大忧患。《黄帝内经》说:"卫气如果不能进入阴分,经常停留在阳分,阴气就会虚弱,所以人很难闭目入睡。"书中载有治难眠的方药,很少听说有效。北宋学者邵雍说:"醒来后神气停留于两眼,睡着时神气停留在心中。"又说:"神气是被心统领的。"大概用清心的办法治失眠很重要,然而这心又是很难把握与控制的,必定先做到平和居住与安心静养才行。入睡时,要将一切营求谋虑计划等抛开,一旦出现这种念头就消除,渐渐消除则渐渐减少,再由渐渐减少到渐渐绝灭,自然可以安心入睡。假如整天都有纷繁的事务打扰,让七情像火焰似地被煽动起来,辗转反侧而牵挂萦怀不止,要想在短时间内消除各种杂念又哪有可能呢？

《南华经》即《庄子》说："其所以能睡着,乃是神魂交合所致。"养生家说："先睡心神,后睡两眼。"这些话都不过是空发议论而已。我认为安眠有操与纵两种方法:所谓操即操持与控制,比如设想通贯头顶,默默地计数着鼻孔呼吸的次数,内视反观丹田等等,使心中有所着落,才不会使思虑纷繁而驰骋想象,大体上就能得以入睡。所谓纵即放开思路,任听心思遨游于无边无际的渺茫境地,等到头脑疲劳时也会迷迷糊糊地进入睡眠境界。最为禁忌的是,心中想睡,却愈加难以入睡,因醒来与睡着总是处在互相交替的关头,绝非你想睡就能入睡得了的。只有忘记了睡眠而以超然的态度对待之,那么不论心中想用操法或纵法,均可以通达于睡乡之路。

《论语》说："寝卧时不要像尸体那样仰面躺着。"是说不要仰卧。相传北宋道士陈抟在《希夷安睡诀》中指出,如果采取左侧卧,就当弯曲左足和左臂,用手上接头部,把右足伸长,将右手放在右大腿之间;如果右侧卧,姿势正好与此相反。半山翁有诗句说:"华山处士(指陈抟)如容见,不觅仙方觅睡方。"这果真是陈抟的睡功方吗?依照此法睡卧,似乎比较安稳舒适,然而也不可过于拘泥,只是不要仰睡就可以了。

《礼记·玉藻》说:"寝卧时经常头朝东。"是说要顺从生发之气的方向睡卧。《保生心鉴》说:"大凡寝卧,春夏两季头宜朝东,秋冬两季头宜朝西。"我认为睡眠应保持安静常规的习惯,如《礼记》所说"恒"的意思,四季不断变换睡的方向反而会导致不安。又说"头不要朝北睡",意即要避免阴气。《云笈七签》说"冬季睡卧头宜朝北",又认为是为了顺从旺气。按《孔子家语》说:"活人头朝南睡,死人头朝北睡。"这些都是顺从当时的生活习惯确定下来的。那么凡是东西方向摆设床铺的,睡卧时当以头朝南较为适当。

睡卧不安,容易左右反侧;即使睡卧安定,醒来时也要翻身转动,使络脉能够流通。否则使人半边身子压得呆板沉重，或者腰胁部位疼痛，或者肢节酸痛，这些情状都是有的。按照佛家的戒律，寝卧只能是右侧睡，不能左右转动，名叫吉祥睡，这是谨戒睡得太深，要求醒得快所提出来的。这与老年人力求安于睡眠的原则和方法，正好是相反的。

如果胃中刚刚吃进了食物，脾脏尚未来得及消化，或因疲倦想马上睡卧，必须强打精神忍耐着。《蠡海集》说："眼眶属脾，睁开眼后眼眶要动，脾脏也会相应地活动。"又说："脾脏听到声音就蠕动，脾蠕动是为了消化食物。"按：脾脏与胃腑，其位置都属中州（中焦），而靠一层膜联结于胃的左边，所以脉居于右方而气常行于左方。如果进食之后实在想睡，也应采取右侧卧以便舒缓脾脏之气。《续博物志》说："睡卧不可压抑左胁。"也是讲的这个意思。吃完饭时间久了则无论左侧卧还是右侧卧均可。

睡醒后宜舒缓地伸展手足，睡着后不怕屈缩身体。《续博物志》说："睡卧时就是要把脚缩起来，但冬天夜晚脚越曲缩越冷。"《玉洞要略》说："伸开腿脚睡卧,全身都很暖和。"经我试用的确很灵验。宋代杨诚斋的《雪诗》说:"今宵感叹卧如弓。"所谓愈曲缩愈冷,难道说得不对吗?

寝卧后当立即熄灯,眼睛就不会被灯光等外物所迷惑,精神就能集中安定地守在体内。《云笈七签》说:"夜晚点灯寝卧,使人心神不安。"《真西山卫生歌》说:"默寝暗眠神晏如"(在黑暗中静悄悄地寝卧,心神就很安定)。但也有人灭了灯光无法入睡,可用锡制成灯龛,半边开着小洞以通光亮,背过床帐安放,就照不到眼睛了。

睡卧时不可大声呼叫。因睡卧时五脏就像没有悬挂的钟磬一般,故不可发出声响。养生家说多讲话会伤气,平时也要少说话,何况是在睡卧之中呢?《玉笥要览》说:"睡卧必须把嘴闭住,元气就不会泄出,邪气也不会侵入。"如此寂静和合的身体,自然安康吉祥,否则便会使人脸面失去光泽血色。

头为诸多阳经聚会的首要部位。《摄生要论》说:"冬天头部宜寒凉。"又说:"睡卧时不可用被子蒙覆头部。"有制作睡帽的人,头顶部位露空,就是寒头冻脑之意。头部终究怕热,可用轻纱包住前额,就像妇女包头巾那样,或狭长或宽大,可依据天气变化而定,只要适意就行。

腹部是五脏汇总的地方,所以腹部本来喜欢温暖。老年人下身元气虚弱,更应注意保持温暖,可制作兜肚之类,将蕲艾拿来捶软铺匀,蒙上一层丝棉,用细针密密缝合,不要让它散乱或结成块。夜晚寝卧时需要系上兜肚,平常也不要轻易取下来。又有用干姜、桂皮及麝香等药装入兜肚中的,可治腹中冷痛等症……兜肚之外可再加束带缚紧。腹部不怕过于温暖。《古今注》称之为腰彩,好像妇女的乳罩,宽七八寸,用带子系住,前可保护腹部,旁边可保护腰部,后面可保护命门,好处很多,不单是睡卧时需要。也有将各种温暖药装入兜肚之中的。

脱掉衣服睡卧,被子很难严密地盖住肩颈部位,可以制作寝衣像半袖衫那样,里面薄薄地装上棉絮,上边用来保护肩部,长短齐腰,前幅中部分开,按照常规绽上纽扣;后幅下部与横幅相连接,围住腰间,系上带子,可代替肚束。再缀上一条领子来保护颈部,颈部中央的经脉为督脉,叫作风府,是不可受寒冷的。领子相当于一般衣领的一半高,遮盖颈后部,敞开咽喉前部,一举两得。穿小棉袄睡,就可如式做一件单衣,套在小袄外面。《说从》说:"《论语·乡党》有寝衣,长一身有半。"我怀疑是量度身材而取半制成的。如今穿小棉袄以方便睡眠,其意义也是相通的。

## {专家点评}

这是《老老恒言》全书的首篇,足见作者对老年人睡眠的高度重视。本篇开门见山地指出:"少寐乃老年大患。"所谓少寐,并非指老年人缺少睡眠时间,而是指许多老年人被失眠所困扰。俗云:"前三十年睡不醒,后三十年睡不着",就是讲的此一情况。老年人并非睡眠需求减少,而是睡眠能力减退。老年人很想睡个好觉,可是越想睡就越睡不着。正如本篇所说"最忌者,心欲求寐,则寐愈难",因而辗转反侧,苦恼之极。据调查,50岁以上的失眠患者占患者总数的45.67%,睡眠障碍已成为影响老年人身心健康的普遍问题。长期失眠,容易引发高血压、心脏病、高脂血症、糖尿病、老年痴呆症,乃至缩短寿命等,故有"天天失眠,少活十年"之说。可见睡眠问题,对于老年人来说是何等的重要,绝不可等闲视之。

入睡难,睡眠浅,易警醒,醒后不易再睡,这是老年人睡眠障碍的通常表现,该怎样解决呢?曹庭栋认为安眠当"以清心为要",并提出用操(控制)、纵(放松)二法来对付睡眠。操法如设想有气通贯头顶,意念集中于丹田,默默地计数鼻孔呼吸的次数等,让心志疲劳思睡;纵法则让头脑思路放开,任意驰聘想象,让人在无边无际的想象中蒙眬入睡。只有做到"唯忘乎寐"才可达到"心之或操或纵,皆通睡乡之路"。此外,曹氏对睡姿、睡卧时头的朝向均有论述,强调右侧卧是对的,至于头朝东、南睡之说,仅可供参考。现今研究认为,以头朝北脚朝南睡为好,可使人的经脉气血与地球磁力线平行,相应地产生磁化效应,有助于人体器官细胞的有序化,从而促进人体器官功能改善和安然入睡。曹氏又提出,就寝之前必须严格控制饮食,老人睡卧时最好系上兜肚,头部宜保持寒凉,不可覆头而卧,睡后必须及时熄灭灯火,绝不可在灯光照耀下寝卧,卧后不可说话等,大多十分可取,无疑具有较高的参考价值,很值得广大中老年朋友认真一读。

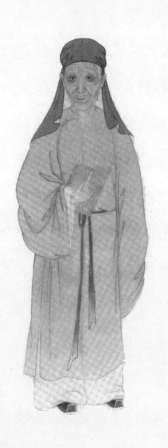

每年3月21日是世界睡眠日,现今睡眠已经成为世界各国人民所共同关注的一个重大保健问题。为了全面提高和改善睡眠质量,我们应当深入发掘与继承发扬前人有关睡眠养生的研究成果,这将是很有裨益的。

## (二)晨兴

{名著选录}

老年人,往往天未明而枕上已醒。凡脏腑有不安处,骨节有酸痛处,必于此生气时觉之。先以卧功次第行数遍(见本书后面的《导引》篇),反侧至再,俟日色到窗,方可徐徐而起。乍起慎勿即出户外,即开窗牖。

春宜夜卧早起,逆之则伤肝;夏同于春,逆之则伤心;秋宜早卧早起,逆之则伤肺;冬宜早卧晏起,逆之则伤肾。(此)说见《内经》,养生家每引以为据。愚谓倦欲卧而勿卧,醒欲起而勿起,勉强转多不适。况乎日出而作,日入而息,昼动夜静,乃阴阳一定之理,似不得以四时分别。

冬月将起时,拥被披衣坐少顷。先进热饮;如乳酪、莲子、(桂)圆、枣汤之属,以益脾。或饮醇酒,以鼓舞胃气,乐天诗所谓"空腹三杯卯后酒也"。然亦当自审其宜。《易·颐卦象》曰:"观颐,观其所养也,自求口实,观其自养也。"

晨起漱口,其常也。《洞微经》曰:"清早口含元气,不得漱而吐之,常以津漱口,即细细咽津。"愚谓卧时终宵呼吸,浊气上腾,满口黏腻,此明证也,故去浊生清,唯漱为宜。《仲贤余话》曰:"早漱口,不若将卧而漱。"然兼行之,亦无不可。

漱用温水,但去齿垢。齿之患在火,有擦齿诸方,试之久,俱无效。唯冷水漱口,习惯则寒冬亦不冰齿,可以永除齿患,即当欲落时,亦免作痛。鬃刷不可用,伤辅肉也,是为齿之祟。《抱朴子》曰:"牢齿之法,晨起叩齿三百下为良。"

日已出而霜露未晞,晓气清寒,最易触人;至于雾蒸如烟,尤不可犯。《元命包》曰:"阴阳乱则为雾。"《尔雅》曰:"地气发,天不应曰雾。"《月令》曰:"仲冬行夏令,则氛雾冥冥。"其非天地之正气可知。更有入鼻微臭,即同山冈之瘴,毒弥甚焉。《皇极经世》曰:"水雾黑,火雾赤,土雾黄,石雾白。"

每日空腹,食淡粥一瓯,能推陈致新,所益非细。如杂以甘咸之物,即等寻常饮食。扬子云《解嘲》

文云:"大味必淡。"《本草》载有《粥记》,极言空腹食粥之妙。陆放翁诗云:"世人个个学长年,不悟长年在目前;我得宛丘平易法,只将食粥致神仙。"

清晨略进饮食后,如值日晴风定,就南窗下,背日光而坐,列子所谓"负日之暄"也,脊梁得有微暖,能使遍体和畅。日为太阳之精,其光壮人阳气,极为补益。过午阴气渐长,日光减暖,久坐非宜。

长夏晨兴,勿辄进食以实胃,夏火盛阳,销铄肺阴,先进米饮以润肺。稼穑作甘,土能生金也。至于晓气清凉,爽人心目,唯早起乃得领略。寒山子曰:"早起不在鸡鸣前。"盖寅时初刻,为肺生气之始,正宜酣睡;至卯气入大肠,方可起身,稍进汤饮;至辰气入胃,乃得进食。此四时皆同。(《老老恒言·卷一》)

**﹛帮您解读﹜**

老年人往往天还没亮就醒了。凡属脏腑有不安适之处,骨节有酸痛的地方,必定在这清气新生之时有所感觉。先用睡卧导引功法,依次操练几遍,反复多次，等到太阳出来阳光照射到窗户，便可缓慢地起床。刚起床不要马上外出，可立即打开窗户。

春天适宜晚睡早起，违背这一点就会损伤肝脏；夏天与春天相同，违背了便会损伤心脏；秋天适宜于早睡早起，违背了就会损伤肺脏；冬天适宜于早睡晏起，违背了便会损伤肾脏。这些说法见于《黄帝内经》，养生家们往往加以引述来做摄生的根据。我认为疲倦想睡时而不寝卧，睡醒后想要起床而不起床，勉强地挺着反而会带来多种不适。况且太阳出来而劳作，太阳落山而休息，白天活动而夜晚静止，乃阴阳变化规律的原理，似乎不应当因四季不同而加以区分。

冬天将要起床时，应当拥着被子披上衣服在床上静坐片刻，先喝上一杯热饮料，如奶酪、莲子汤、桂圆汤、大枣汤之类，以便补益脾胃。或者饮用甘醇的酒，以便鼓舞胃气，如白居易诗中所说"空腹三杯卯后酒"，就是讲的这个意思。然而也要察考各人的体质条件来作决定。《周易·颐卦·象》说："观察颐养,看其人是怎样对待养生的;观察口中进食情况,看其人是怎样自我养生的。"

早晨起床后漱口,这是通常要做的。《洞微经》说:"清早口中含着元气,不要漱口吐掉,常用津液漱口,然后细细地吞下津液。"我认为睡卧时整夜在室内呼吸,污浊之气往上翻腾,满口黏黏糊糊的,这就是明证,所以要除污浊而生清新之气,只有采取漱口的方法最为合适。《仲贤余话》说:"清早漱口,不如夜晚将要睡卧时漱口。"我认为早晚都坚持漱口,也未免不可。

漱口要用温水,只用来除去齿垢。牙齿怕患火症(发炎),有擦牙齿的多个方子,我试用过很久,都没有效。只有用冷水漱口,形成习惯后即使在寒冷的冬天也不会感到冰齿,可以永远消除牙齿疾患,哪怕到了牙齿将要掉落时,亦可免除疼痛。马鬃毛做的牙刷不可用,会损伤齿龈及脸颊肉,此为齿之祸害。《抱朴子》说:"牢固牙齿的方法,早晨起床后叩齿三百下效果极好。"

太阳已升起而霜露未晒干，早晨空气清新寒冷，最易伤人；至于早晨有浊气浓雾，更加不可冒犯。《春秋元命包》说："阴阳错乱就会生雾。"《尔雅》说："地气生发出来，天气不相应就叫雾。"《礼记·月令》说："冬季第二个月即农历十一月而出现夏天的气温，就会使空气雾茫茫的。"由此可知雾并非天地之正气。更有雾气带着刺激鼻子的臭味，就与山冈之间的瘴疠之气相同，其毒害非常严重啊！《皇极经世》说："水雾呈黑色，火雾呈赤色，土雾呈黄色，石雾呈白色。"

每天早晨空着肚子，吃上淡粥一大碗，可以加快新陈代谢，能生津而使胃肠舒适，所得益处不小。如果添加又甜又咸的杂物，那就与平常饮食相等同了。汉代扬雄的《解嘲》一文说："大味必淡。"《本草》书上载有《粥记》，极力赞美空腹吃粥的好处。南宋陆游在诗中说："世人个个都想学习长寿之方，殊不知长寿的方法就在眼前，我近来学得宛丘先生张未一个简单易行的方法，只要天天坚持喝粥就可能到达神仙般的长寿境界。"

清早略微进些饮食之后,假如碰上放晴无风的好天气,可靠近南边窗户之下,背对着太阳而坐,这就合了列子所说的"负日之暄"(背负着日光的温暖)那个意思。脊背部位得到微微的温暖,能使整个身躯和顺舒畅。日光乃太阳之精华,阳光能充实人的阳气,其补益作用极大。过了正午,阴气渐渐增长,阳光减少了温暖,就不适合久坐了。

长夏时节早晨起床,不可马上进食来充满胃肠,夏天火盛而阳气旺,会消耗肺阴,可先喝一碗热米汤来润肺,谷物味甘属土,土能生金而滋养肺金。至于早晨空气清新凉爽,使人心情舒畅,唯有早早

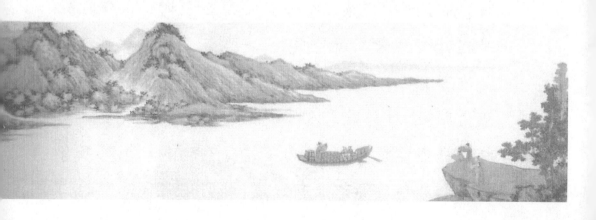

起床才能领略到这一点。寒山子说："早起不应在鸡鸣之前。"大概寅时(3—5 时)初刻,是肺气开始滋生之时,正应当酣睡才好。到了卯时(5—7 时)肺气转入大肠,这才能够起床,稍进食一些热汤饮料之类,到了辰时(7—9 时)肺气进入胃腑,才可以吃早饭。这些做法四季都是相同的。

## 专家点评

本篇以"晨兴"为题,专论老年人早晨起床前后的各项活动和注意事项。起床的时间既不可太早,也不可太迟,当以卯时(5—7 时)起床为宜,四季都应当如此。起床之前先拥被披衣,静坐片刻,动作要缓慢,不可急速。起床排便之后洗漱,先饮热汤饮料,不可立即进食,早餐宜安排在辰时(7—9 时)。早起开窗呼吸新鲜空气,但一定要避开雾气,特别是浓雾有毒,吸入人体十分有害。晴天上午尽量晒晒太阳,这对补益老人阳气很有帮助。在饮食方面特别提倡空腹食粥,认为坚持每天食粥无论对强身健体和延年益寿都很有好处。并引用宋代陆游的诗句为证："世人个个学长年,不悟长年在目前;我得宛丘平易法,只将食粥致神仙。"陆游最终享年86岁,与他长期坚持食粥也是分不开的。文中引用了不少历代文献或前人的论述,包括夜晚就寝之前漱口刷牙,不使用过硬的马鬃毛牙刷等,都是很有参考价值的。同时他对历代文献或前人的论述绝不盲从,而是实事求是地予以分析,并且是非分明地做出取舍,以便趋利避害。这样,就可以使前人的养生研究成果能更好地为自己和他人的健身防病及延年益寿服务。

值得注意的是,本篇最后一段引用寒山子的话说,早起不可在鸡鸣之前,寅时仍应安卧,卯时方可起床。辰时胃经当令,"乃得进食"。这就涉及十二经养生的问题。大家对此很感兴趣,都想能够有所了解。现将十二经养生法简介如下:

①子时(23—1时),胆经当令。此时阴气到达顶峰,阳气开始发生,要把营养物质送往肝经,由肝经加工成人体所需化合物。此时一定要保证睡眠,

不可熬夜。

②丑时(1—3时),肝经当令。此时肝经正在制造人体所需气血,要好好入睡,绝对不可熬夜。

③寅时(3—5时),肺经当令。此时肺经要将气血分配到不同经络,并可修补各经所属器官。此时同样应当安卧,不可过早起床。

④卯时(5—7时),大肠经当令。以阳化阴,要排除废物和毒素。此时大肠蠕动最快,最好能排解大便。

⑤辰时(7—9时),胃经当令。肠胃已排空,可消化食物和吸收营养。宜安排吃早餐,并且一定要吃好早餐。

⑥巳时(9—11时),脾经当令。吃完早餐后,脾经开始消化食物,并将营养物质运送到人体各个部位。

⑦午时(11—13时),心经当令。本经主持修补大脑及神经系统,午餐要吃饱吃好,要充分保证营养供应,并应保证1个小时左右的午睡。如此方能

保证下午有充沛的精力从事工作或学习。

⑧未时(13—15时),小肠经当令。可将食物分解成营养物质或废物,一边吸收营养,一边将废物排入大肠。

⑨申时(15—17时),膀胱经当令。将营养物质送往下一处,并将废物和毒素排出体外。

⑩酉时(17—19时),肾经当令。主司收藏其营养物质,并主纳气和收敛其精神。当及时结束一切劳作,准备好好休息。

⑪戌时(19—21时),心包经当令。此时阴气正盛,阳气已衰,故晚餐宜少食。

⑫亥时(21—23时),三焦经当令。此时阴气最旺,阳气将尽,正准备制造气血,清理毒素。老年人应在此时安卧就枕,好好休息;广大青少年也应以此时就寝睡卧为宜。

(三)盥洗

{名著选录}

盥(guàn),洗手也。洗发曰沐,洗面曰靧(huì),洗身曰浴,通谓之洗。养生家言:发宜多栉,不宜多洗,当风而沐,恐患头风,至老发稀,沐似可废。晨起先洗面,饭后、午睡后、黄昏后,俱当习以为常。面为五脏之华,频洗所以发扬之。《太素经》曰:"手宜常在面。"谓两手频频擦面也,意同。

冬月手冷,洗以热水,暖可移时,颇胜烘火。《记玉藻》曰:"日五盥。"盖谓洗手不嫌频数耳。又《内则》云:"三日具沐其间,面垢燂潘清靧,足垢燂汤清洗。"燂,温也;潘,淅米汁也,即俗所谓米泔水。洗面水不嫌过热,热则能行血气,冷则气滞,令人面无光泽。夏月井水阴寒,洗手亦恐手战,寒透骨也。《玉藻》曰:"沐稷而靧粱。"注:沐稷,以淅稷之水洗发;靧粱,以淅粱之水洗面,皆泔水也。泔水能去垢,故用之。去垢之物甚多,古人所以用此者,去垢而不乏精气,自较胜他物。

浴必开发毛孔,遍及于体,如屡屡开发之,令人耗真气。谚云:多梳头,少洗浴。盛夏亦须隔三四日,方可具浴。浴后阳气上腾,必洗面以宣畅其气,进饮食，眠少顷而起。至浴时易冒风寒，必于密室。《记内则》云："五日则燂汤清浴。"盖浴水不可太热，温凉须适于体，故必燂汤。或浴久汤冷，另以大壶贮热者，置于浴盆旁，徐徐添入，使通体畅快而后已。《云笈七签》曰："夜卧时，常以两手揩摩身体，名曰干浴。"《四时调摄论》曰："饥忌浴。"谓腹虚不可令耗气耳。又曰："枸杞煎汤具浴，令人不病不老。"纵无确效，犹为无损。至有五枝汤，用桃枝柳枝之属，大能发汗，乏人精血；或因下体无汗，用以洗足。

春秋非浴之时，如爱洁必欲具浴，密室中大瓷缸盛水及半，以帐笼罩其上，然后入浴。浴罢穿衣，衣必加暖，如少觉冷，恐即成感冒。浴后当风，腠理开，风易感，感而即发。仅在皮毛，则为寒热，积久入里，患甚大。故风本宜避，浴后尤宜避。《论语》"浴乎沂，风乎舞雩"，狂士不过借以言志。暮春非浴之时，况复当风邪？

《清闷录》载香水洗身诸方，香能利窍，疏泄元气，但浴犹虑开发毛孔，复以香水开发之可乎？愚按：《记》言沐稷靧粱，不以稷与粱洗身者，盖贵五谷之意。凡上品诸香，为造化之精气酝酿而成，似亦不当亵用。藏器云："樟木煎汤，浴脚气疥癣风痒。"按：樟辛烈香窜，尤不可无故取浴。

有砖筑浴室，铁锅盛水，浴即坐锅中，火燃其下，温凉唯所欲，非不快适。曾闻有入浴者，锅破遂堕锅底，水与火并而及其身。吁，可以鉴矣！（《老老恒言·卷一》）

### ﹛帮您解读﹜

盥就是洗手。洗头发叫沐，洗脸叫靧，洗身体叫浴，这一切都叫作洗。养生家说：头发应多梳，不宜多洗。对着风洗头发，恐怕容易患头风病（指经久不愈的头痛病），到老年时头发稀少，沐发似乎可以废除。早晨起床先洗脸，每餐饭之后、午睡以后、黄昏之后，都应当坚持洗脸作为常规。面部为五脏的华表，频频清洗更加光泽。《黄帝内经太素》说："手宜常在面"，是说两手应当经常摩擦脸面，意思与上面相同。

冬天手冷，洗手要用热水，可使手保持一段时间的暖和，比烤火要好。《礼记·玉藻》说："每天洗手五次。"大概是说洗手不怕次数多。《礼记·内则》又说："三天之内洗头发一次，可用加温的米泔水清洗污垢，足部的污垢则用热水清洗。"燂，即加温之意；潘，就是淘米水，即俗称的米泔水。洗脸水不怕太热，热水就能流通气血，冷水使气血瘀滞，使人脸部没有光泽。夏天井水阴凉寒冷，用来洗手会冷得发颤，寒气透骨地冷。《礼记·玉藻》说："沐稷而靧粱。"注解说：沐稷，用淘洗稷米的水洗头发；靧粱，用淘洗粱米(小米)的水洗面，均属泔水。泔水能去污垢，所以用它。去污垢之物较多，古人所以用这种水，能去污垢而不损伤精气，自然胜过其他东西。

洗澡必定使汗毛孔张开，全身都会这样，如果经常使汗毛孔张开，会使人耗散真气。民间谚语说：多梳头，少洗澡。盛夏时节也应相隔三四天才可洗澡一次。洗澡后阳气往上升腾，必定要洗脸以使阳气宣扬，吃些饮食，睡卧一会儿再起来。到了洗澡时容易患风寒感冒,因而必须安排在密室中洗浴。《礼记·内则》说:"每隔五天就用温水洗澡一次。"因洗澡水不可太热,水温高低必须适合于人体,所以用温水。或因洗澡时间长久水温变冷了,另外用大壶贮积热水,放置在浴盆旁边,缓慢地添入热水,使全身都感到畅快也就可以了。《云笈七签》说:"夜晚睡卧时,常用两手揩摩身体,名叫干浴。"《四时调摄论》说:"饥忌浴。"是说腹内空虚时不可因洗澡而再次损耗真气。又说:"用枸杞煮汤洗澡,使人不易生病和衰老。"纵然没有确效,尚且不会有损害。至于有用五枝汤洗澡的,用的是桃枝或柳枝之类,能发大汗,往往使人精血亏乏;或者有人因下肢不出汗,用来洗脚还是可以的。

春秋两季不是洗澡的季节,如果爱清洁必定要洗澡,在密室之中用大瓷缸盛半缸热水,并用布帐笼罩在上边,然后再进去洗澡。洗完澡穿衣服,衣服必须事先加温使之暖和,如稍微感到有些冷,恐怕当即就会患感冒。洗完澡被风吹,肌肤纹理张开,容易感受风邪,一旦感受风邪就会发病。风邪仅仅留在皮毛,便会畏寒发热,积久风邪入里,就将成为大的病患。所以风邪本来应当躲避,洗完澡以后尤其应当躲避。《论语·先进》说:"浴乎沂,风乎舞雩。"(意即在沂水洗浴,在祈雨坛上吹风。)那些狂放之士不过借用这句话来表达自己的心志。其实暮春并非适合于洗澡的时节,况且洗浴之后又去当风吹拂呢?

《清閟录》载有用香水洗身的多个方子,香气可通利孔窍,使元气发散外泄;单是洗澡尚且忧虑毛孔张开发散,却加用香水来促使毛孔张开发散,难道可以吗?我认为,《礼记》说用稷和粱的泔水洗头和洗脸,不用来洗身体,是因为贵重五谷等粮食的意思。大凡各种上品香料,乃自然界造化的精气所凝聚而成,似乎不应亵渎地使用它。唐代陈藏器说:"用樟木煎汤,可以洗治脚气疥癣风痒。"按:樟木性味辛烈香燥而走窜,尤其不可无故用它来洗澡。有人用砖建筑成浴室,以大铁锅盛水,要洗澡就坐入锅中,锅下烧着火,水温高低随心所欲,没有不痛快

舒适的。曾经听说有人坐入锅中洗澡时,铁锅破裂
而坠落到锅底之下,水与火一同损伤身体,哎,可以
作为借鉴而吸取教训啊!

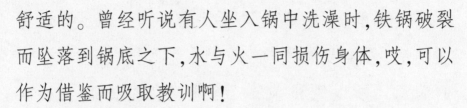

## 专家点评

本篇以《盥洗》为题,专论洗手、洗脸、洗头发、
洗澡、洗脚等日常生活中的个人清洁卫生。提倡每
天多次洗手,认为"洗手不嫌频数"这样才能保持两
手清洁。洗脸、洗头发要用温水,最好用温热的米泔
水,去污能力较强,且对皮肤有保护作用。又说:"洗
面水不嫌过热,热则能行血气,冷则气滞,令人面无
光泽。"用热水洗面有很好的护肤美容作用,当然水
温也不可太高。上海有位老年女士面容显得年轻,
她在中央电视台介绍经验说,就是由于长期坚持用
温水洗脸的结果。但也应指出,每天早晨起床后最
好坚持用冷水泡洗脸部和双手一次,这对预防感冒
很有好处。(笔者因长期坚持采用此法而受益非
浅。)

"足垢燀汤清洗",坚持每晚就寝之前用热水泡

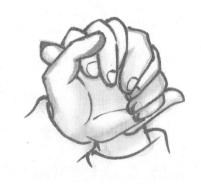

脚洗脚,这对保持足部清洁、促进血液循环、驱寒保暖、改善睡眠均有良效。谈到洗澡,本篇认为,应当多梳头,少洗澡,如果洗澡的次数太多则"令人耗真气",老年人的确应该注意这一点。洗澡要用热水,要在密室中洗,防止被风邪侵犯,洗完澡之后最好能穿上事先加温(如烘烤)的内衣内裤,以便防止感冒。也可适当地用药物煎汤洗浴,但不可滥用药物,否则也可能带来副作用。又主张夜晚寝卧时,"常以两手楷摩身体,名曰干浴"。诸如此类,均可供广大中老年朋友参考。

### (四)昼卧

{名著选录}

午后坐久微倦,不可便榻即眠,必就卧室安枕移时,或醒或寐,任其自然,欲起即起,不须留恋。《左传》医和之言曰:"晦淫惑疾。"注:寝过节则惑乱。既起,以热水洗面,则眼光倍爽,加薄棉衣暖其背,则肢体俱觉轻健,乐天诗所谓"一觉闲眠百病消"也。三伏时或眠便榻,另设帐,窗户俱必密闭。

冬月昼卧,当以薄被覆其下体。此时微阳潜长,必温暖以养之。血气本喜温而恶寒,何况冬月?如不以被覆,及起,定觉神色偃寒,遍体加冷,阳微弗胜阴凝也。

长夏昼卧,醒后即进热饮,以助阳气,如得微汗亦妙。夏为阳极之候,昼宜动,而卧则反静,宣达之所以顺时。欧阳公曰:"介甫尝云:夏月昼卧,方枕为佳,睡久气蒸枕热,则转一方冷处。"老年虽不宜受冷,首为阳,不可令热。况长夏昼卧,枕虽末节,亦取所宜。

《天录识余》云:"李黄门以午睡为摊饭。"放翁诗:"摊饭横眠梦蝶床。"此唯年壮胃强方可。老年胃气既弱,运动尚虑停滞,必待食久既化,胸膈宽然,未倦犹弗卧,少倦急就枕,过此恐又不成寐矣。

坐而假寐,醒时弥觉神清气爽,较之就枕而卧,更为受益。然有坐不能寐者,但使缄其口,闭其目,收摄其心神,休息片时,足当昼眠,亦堪遣日。乐天诗云:

"不作午时眠,日长安可度？"此真老年闲寂之况。

当昼而寝,既寝而起,入夜复寝,一昼夜间,寝兴分而二之。盖老年气弱,运动久则气道濇,故寝以节之。每日时至午,阳气渐消,少息所以养阳;时至子,阳气渐长,熟睡所以养阴。东坡诗云:"此身正似蚕将老,更尽春光一再眠。"若少壮阳气方盛,昼寝反令目昏头重,阳亢也。(《老老恒言·卷一》)

### 帮您解读

午后坐久了微微感到疲倦,不可在便床上随即躺卧,必须到卧室内安然地在枕上睡卧片刻,或醒或睡着,任其自然,要起床就起床,不应留恋。《左传》记载医和的话说:"晦淫惑疾。"注解说:夜晚睡卧没有节制就会生惑乱之疾。已经起床,用热水洗面,眼光便倍加爽朗。加上薄棉衣保暖其背部,四肢就全都感到轻健。白居易诗句所说"一觉闲眠百病消"正是此意。盛夏三伏天有时睡在简便床上,另外设置帐帷,窗户都必须紧闭。

冬季白天寝卧,当用薄棉被盖住下身。这时微弱的阳气在隐蔽地增长,必须要保持温暖来养护阳气。血气本来喜欢温暖而厌恶寒冷,何况是冬天呢?如果不盖上被子,等到起床,便觉得身上停留着寒气,全身都感到很冷,这是阳气微弱而不能胜过阴寒凝结之故。

长夏白天寝卧,醒后即可饮热开水,以便扶助阳气,如能发出微汗也很好。夏天是阳气极盛之时,白天宜活动,而睡卧反而静止,应宣畅阳气因而顺应时令。欧阳修说:"王安石曾说,夏季白天寝卧,用方枕头最好,睡久了热气蒸发枕头变热,即可转睡到冷的那一面。"老年人虽然不宜受冷,但头为诸阳经聚会之所,不可使之受热,何况是长夏时节白天寝卧,枕头虽属枝节问题,也应选择合适的来使用。

《天录识余》说:"李黄门(黄门侍郎的简称)把午睡叫作摊饭(即午饭后躺卧之意)。"陆游有诗句说:"摊饭横眠梦蝶床(言午睡时在床上做庄子那样的蝴蝶梦)。"这只有壮年人脾胃功能强时才可做得到。老年人胃气既已虚弱,运动时尚且忧虑食物停滞,必待餐后较久食物已经消化,胸腹部位很宽松,没有疲倦尚且不睡,等到稍有倦意才躺卧在枕上,过了这个时机恐怕又睡不着了。

坐着打瞌睡,醒来后觉得全身神清气爽,比在床枕之上睡卧,更加受益。然而有的人坐着不能入睡,但只要闭口不言,紧闭双目,收敛其心神,休息片刻,足可以抵得上午睡,也能够打发日子。白居易有诗句说:"不作午时眠,日长安可度?"(不睡午觉的话,白昼这么长该怎么度过呢?)这真是老年人过于清闲和寂寞的写照。

当白天就寝,睡后起床,到了夜晚又睡,一昼夜之间,睡卧起床而一分为二。因老年人阳气虚弱,运动过久气道就涩滞,所以用睡卧来加以节制。每天到了午时,阳气渐渐消退,稍加休息因而能养阳气。待到子时,阳气渐渐增长,用熟睡来调养阴气。苏轼有诗句说:"此身正似蚕将老,更尽春光一再眠。"(这身体像蚕子那样地变老,待春光尽时再睡一觉吧!)一个人如果正值少壮而阳气旺盛,白天睡卧反而会使眼睛昏眩而头部沉重,这是由于阳气过于亢盛的缘故。

## 专家点评

本篇以《昼卧》为题,专论午睡。对于老年人来说,一年四季都应当有午睡,尤其是夏天白昼很长,人体极易疲劳,午睡更加不可缺少。本篇引用了前人不少有关论述,对老年人如何安排昼卧,选择好的睡眠环境,讲究睡前睡后的各种注意事项,以及用坐而假寐(即坐着打瞌睡)代替昼寝等,一一做了具体论述,颇具参考价值。篇中引用唐代大诗人白居易的名句说"一觉闲眠百病消",表明午睡极具健身防病的作用,更能使人备受启示。

午睡绝非可有可无,不仅夏秋季节需要,冬春季节同样需要,一年四季均应安排午睡,只是时间长短略有差别罢了(夏天的午睡时间可略长一些)。午睡乃预防心脏病的重要手段之一。据瑞典科学家观察研究,确认午睡能降低心脏病的发病率。他们发现地中海沿岸居民与北欧相比,罹患心脏病的比例要低得多,究其原因,前者有午睡习惯,而后者却没有。接着以心脏病患者与健康人各90名进行日常生活对照分析,结论是每天坚持午睡30分钟,可使心脏病发病率降低30%。由此可知,午睡绝非可有可无,而是一种防治心脏病的有效手段,对于维护人体健康有着十分重要的意义。

当然,午睡也应注意,一是饱食后切忌立即睡卧,一定要等休息15~20分钟之后再睡;二是午睡的时间不可过长,一般以30分钟为宜,最好不要超过1小时。午睡时间过长反而使人昏沉不适,而且会直接影响夜晚的睡眠。从季节变化的特点来说,夏天白昼很长,可午睡1个小时,其他三季均不要超过30分钟。

## (五)夜坐

### ﹛名著选录﹜

日未出而即醒,夜方阑而不寐,老年恒有之。黄昏时如辄就寝,则愈不能寐,必坐有顷。坐时先调息以定气,塞聪掩明,屏除杂想,或行坐功运动一番

(见本书后面的《导引》篇)。《亢仓子》曰:"体合于心,心合于气,气合于神,神合于无。"夜坐如此,即安睡之妙诀。

五脏之精气,上注于目,坐时灯光照耀,即闭目亦似红纱罩之。心因目动,遂至淆乱神明,须置隐灯,放翁诗所云"小帙幛灯便细书"是也。使光不射目,兼养目力,若灭灯而坐更妥。《楞严经》曰:"开眼见明,名为见外;闭眼见暗,名为见内。"荀子曰:"浊明外景,清明内景。"意同。

坐久腹空,似可进食,亦勿辄食以扰胃气。《内经》曰:"胃不和则卧不安。"或略进汤饮以暖之。酒更不可饮,气血入夜而伏,酒性动散,两相妨也。夜不食姜亦此意。

剪烛夜话,此少壮之常,老年若不检束,愈谈笑愈不倦,神气浮动,便觉难以收摄。鲍氏《皇极经世注》曰:"人之神昼在心,夜在肾。"盖肾主纳气,谈笑则气不纳,气不纳则神不藏,所以终夜无寐,谈笑亦足致之。

夜有更点为候,如更点无闻,何所取准?拈香一炷或两炷,随其坐之久暂,令每夜同之,则气血之动定有常,入寝始觉安然。四时夜有长短,各酌其宜可也。

予尝有《秋夜诗》云:"薄醉倦来禁不得,月光窥牖引人看。"凡值月明时,推窗看月,事所恒有,然呼吸间易感风露,为从暖室中顿受凉气耳。《内经》曰:"因于风露,乃生寒热。"秋月弥佳,尤宜戒看。

夏夜时刻甚短,即早卧仅及冬夜之半,陈傅良诗所谓"短夜得眠常不足"。纵未就枕,只宜寝室中坐少顷。至若风檐露院,凉爽宜人,非不快意,但夜气暗侵,每为病根所伏。大凡快意处,即是受病处。老年人随事预防,当于快意处发猛省,又不独此夜坐纳凉之一节也。

夜坐乃凝神于静,所以为寐计耳。按,《紫岩隐书》曰:"每夜欲睡时,绕室行千步,始就枕。"其说却与坐相反,盖行则身劳,劳则思息,动极而返于静,亦有其理。首篇论安寝,愚谓有操纵二法,此夜坐是以静求静,行千步是以动求静,与操纵意相参,可以

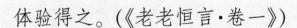

体验得之。(《老老恒言·卷一》)

### {帮您解读}

太阳尚未出来就醒了,夜已经深了而不能入睡,老年人常有这种情况。黄昏时如果立即寝卧,就愈加难以入睡,必定要先静坐一段时间。静坐时先调整呼吸以安定心气,堵塞耳朵而遮蔽眼睛,摒除一切思虑杂念,或者操练坐功运动一番。道家经典《亢仓子》(又名《洞灵真经》)说:"人体与心志相合,心志与气息相合,气息与精神相合,精神与虚无相合。"夜晚静坐如能做到这样,那就是安眠最为巧妙的方法。

五脏的精气,向上贯注于双目,静坐时有灯光照耀,即使闭上眼睛也好像有红纱罩着,心思随着眼睛活动,就会扰乱神明。必须做一盏隐光灯,就像陆游诗中所说的"小帜幛灯便细书"那样。使灯光不照射眼睛,同时能够养护眼力,若能熄灭灯光静坐那就更为稳妥。佛家经典《楞严经》说:"睁开眼睛看见光明,名叫见外;闭住眼睛只见黑暗,名叫见内。"

荀子说："混浊而明亮的是外景,清澈而明亮的是内景。"意思相同。

坐久了腹内空虚,似乎可以进食,也不要马上吃东西,因为会扰乱胃气。《黄帝内经》说："胃内不调和会使睡眠不安。"或者略微进食热汤等饮料而使胃肠温暖。酒更是不可饮用。气血到了夜晚要伏藏,酒性使人躁动发散,两者互相妨碍。夜晚不吃姜也是这个意思。

剪去烛花长夜畅谈,这是少壮之人常有的事。老年人若不检点约束自己,越谈笑就越不疲倦,头脑兴奋而神气浮动,便觉得无法收敛而难以入睡。鲍氏在注解邵雍所撰的《皇极经世》一书时说:"人的精神白天藏在心内,夜晚藏在肾中。"大概是说肾主纳气,而谈笑则气散而不能纳,气不能纳则精神无法潜藏,所以整夜都睡不着,谈笑也足以导致此种情况。

夜晚用更点来计算时间,如果打更报时没有听到,凭什么得知准确时间呢?可以拈一炷或两炷香,

(用香的燃烧来计算时间)随着静坐时间的长短,确定每夜相同的固定时间。这样气血的动静有了常规,入睡就会感到安然自在。四季的夜晚有长有短,各斟酌适合的时间也就可以了。

我曾在《秋夜诗》中写道:"薄醉倦来禁不得,月光窥牖引人看。"(醉酒之后不禁有些疲倦,月光却从窗户里照射进来引诱人观看。)大凡遇到明月之夜,推开窗户赏月,这是常有的事。然而在很短的时间内容易遭受风露感冒,由于在暖室之中突然遭受寒凉之气的侵入所致呢!《黄帝内经》说:"因为遭受了风露,就会产生寒热病变。"秋夜的月色非常好,尤其要禁戒多看。

夏天的夜晚时间很短,即使早一点睡卧也只相当于冬天夜晚的一半,陈傅良诗句中所说"短夜得眠常不足"就是讲的这种情况。纵然尚未就枕,只宜在寝室中稍坐片刻即睡。至于有风露的房檐院落,本来凉爽宜人,并非不快意。但夜气暗暗地侵入,往往潜伏着病根。大凡使人感到快意的地方,便是容易受病的地方。老年人随时随地都要注意预防,当在最快意之处猛然省悟,又不单是夜晚纳凉这一件事情。

夜晚独坐乃全神凝聚于安静,这是为了睡眠来考虑的。按,《紫岩隐书》说:"每天夜晚将要睡时,先围绕居室行走一千多步,然后再就枕睡卧。"此说却与静坐相反,因行走后身体会疲劳,劳累了就想休息,活动到极点便返回到安静,也是很有道理的。本书头一篇论安寝,我说安眠有操、纵两种方法,这静坐就是以静求静,行走千步则是以动求静,与操、纵二法互相参考对照,自然可以体验到其中的妙理。

**〖专家点评〗**

本篇以《夜坐》为题,实际上是以静坐作为夜晚睡卧安眠的准备阶段。在古代条件下,既无好的照明设施,又缺乏文化娱乐活动,绝大多数人只能"日入而息",吃完晚饭便睡卧。由于睡得太早,很容易导致失眠,尤以老年失眠者居多。曹庭栋因而提倡以"夜坐"来充实夜生活。古代没有钟表,便以燃香来计算时间，每晚可先静坐一两炷香的时间。冬季夜晚很长，静坐更加必要。夜坐要讲究方法和质量，曹氏引用了前人不少的经典论述，说明夜坐之时即使腹空也不可进食，可适当喝些热开水或热饮料之类，要防止发生因腹中多食而出现"胃不和则卧不安"的现象。又不可与人谈笑，若高谈阔论则令人兴奋不已，必然导致难以入睡。夜晚不可饮酒和食姜，否则同样使人难以安静和入睡。不可贪风纳凉，恐易被夜气侵袭而种下病根。曹氏最后指出，夜坐是以静求静，而睡卧之前绕室行走一千步是以动求静，二者均对安眠很有帮助，可说与运用操、纵二法安眠有异曲同工之妙。老年人患有睡眠障碍者居多，不妨认真读读曹氏这篇《夜坐》，也许能从中得到某种有益的启示。

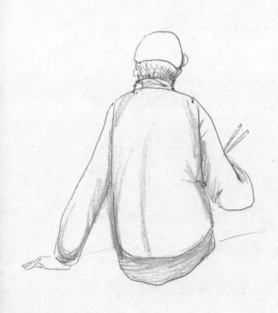

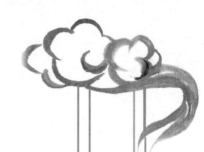

二　论老人的饮食调理

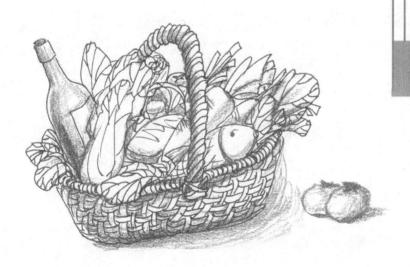

## (一)饮食

### {名著选录}

《记内则》曰："凡和，春多酸，夏多苦，秋多辛，冬多咸，调以滑甘。"注：酸、苦、辛、咸，木、火、金、水之所属，多其时味，所以养气也；四时皆调以滑甘，象土之寄也。孙思邈曰："春少酸增甘，夏少苦增辛，秋少辛增酸，冬少咸增苦，四季少甘增咸。"《内则》意在乘旺，孙氏意在扶衰，要之无论四时，五味不可偏多。《抱朴子》曰："酸多伤脾，苦多伤肺，辛多伤肝，咸多伤心，甘多伤肾，此五味克五脏，乃五行自然之理也。凡言伤者，当时特未遽觉耳。"

凡食物不能废咸，但少加使淡，淡则物之真味真性俱得。每见多食咸物必发渴。咸属水，润下，而反发渴者何？《内经》谓"血与咸相得则凝，凝则血燥。"其义似未显豁。《泰西水法》曰："有如木烬成灰，漉灰得卤，可知咸由火生也，故卤水不冰。"愚按：物极必反，火极反咸，则咸极反渴。又玩坎卦中画阳爻，即水含火性之象，故肾中亦有真火。

《记内则》曰："枣栗饴蜜以甘之，堇苴粉榆……以滑之，脂膏以膏之。"愚按：甘之以悦脾性，滑之以舒脾阳，膏之以益脾阴。三"之"字皆指脾言。古人养老谓调脾之法，服食即当药饵。

《抱朴子》曰："热食伤骨，冷食伤肺，热毋灼唇，冷毋冰齿。"又曰："冷热并陈，宜先食热，后食冷。"愚谓食物之冷热，当顺乎时之自然，然过冷，宁过热，如夏日伏阴在内，热食得有微汗亦妙。《内经》曰："夏暑汗不出者，秋成风疟。"汗由气化，乃表里通塞之验也。

夏至以后，秋分以前，外则暑阳渐炽，内则微阴初生，最当调停脾胃，勿进肥浓。《内经》曰："味厚为阴，薄为阳，厚则泄，薄则通。"再瓜果生冷诸物，亦当慎。胃喜暖，暖则散，冷则凝，凝则胃先受伤，脾即不运。《白虎通》曰："胃者脾之府，脾禀气于胃。"

午前为生气，午后为死气，释氏有过午不食之说，避死气也。《内经》曰："日中而阳气隆，日西而阳气虚。"故早饭可饱，午后即宜少食，至晚更必空虚。

应璩《三叟诗》云:"中叟前致辞,量腹节所受。""量腹"二字最妙,或多或少,非他人所知,须自己审量。节者今日如此,明日亦如此,宁少毋多。又古诗云:"努力加餐饭,"老年人不减足矣,加则必扰胃气,况努力定觉勉强,纵使一餐可加,后必不继,奚益焉?

勿极饥而食,食不过饱;勿极渴而饮,饮不过多。但使腹不空虚,则冲和之气沦浃肌髓。《抱朴子》曰:"食欲数而少,不欲顿而多。"得此意也。凡食总以少为有益,脾易磨运,乃化精液,否则极补之物,多食反至受伤,故曰少食以安脾也。

《洞微经》曰:"太饥伤脾,太饱伤气。"盖脾借于谷,饥则脾无以运而虚脾,气转于脾,饱则脾过于实而滞气。故先饥而食,所以给脾,食不充脾,所以养气。

《华佗食论》曰:"食物有三化:一火化,烂煮也;一口化,细嚼也;一腹化,入胃自化也。"老年唯借火化,磨运易即输精多,若市脯每加硝石,速其糜烂,虽同为火化,不宜频食,恐反消胃气。

水陆之味,虽珍美毕备,每食忌杂,杂则五味相挠,定为胃患。《道德经》曰:"五味令人口爽。"爽,失也,谓口失正味也。不若次第分顿食之,乃能各得其味,适于口,亦适于胃。

食后微滓留齿隙,最为齿累,以柳木削签,剔除务净,虎须尤妙。再煎浓茶,候冷连漱以荡涤之。韦庄诗:"泻瓶如练色,漱口作泉声。"东坡云:"齿性便苦,如食甘甜物,更当漱。"每见年未及迈,齿即缺落者,乃甘味留齿,渐至生虫作慝。公孙尼子曰:"食甘者,益于肉而骨不利也。"齿为肾之骨。(《老老恒言·卷一》)

### 帮您解读

《礼记·内则》说:"凡属调和饮食五味,春天应多食酸味,夏天多食苦味,秋天多吃辛辣,冬天多食咸味,再用润滑甘甜之物来加以调和。"注解说,酸、苦、辛、咸四味,分别与五行之中的木、火、金、水四者相对应,按照时令多食其味,是用来养气的;四季都用滑甘之物来调和，象征着五行中脾土所寄托的。唐代名医孙思邈说："春天应减少酸味而增加甘味，夏天减少苦味而增加辛辣，秋天减少辛辣而增加酸味，冬天宜减少咸味而增加苦味，四季均应少吃甘甜之物而增加咸味。"《礼记·内则》的用意在于乘着四季的旺气，而孙思邈的用意却在于扶持当季的衰弱一方。总之不论四季如何变化，五味都不可偏多。晋代葛洪在《抱朴子内篇》中说："酸味太多会损伤脾脏，苦味太多会损伤肺脏，辛辣吃得过多会损伤肝脏，咸味太多会损伤心脏，甘甜之物吃得太多会损伤肾脏。这是五行相克的自然之理，凡属说伤害，当时只不过未能急速觉察到罢了。"

大凡食物不能废除咸味，但能少加盐使味道变淡，清淡才是食物真味真性的体现。每每看到吃得太咸必定发生口渴。咸味属水能润下，为何反而会发渴呢？《黄帝内经》说："血与咸味之物结合在一起就会凝结，凝结就会出现血燥。"其语意似乎不太显明。《泰西水法》说："有如木头烧尽而变成灰，从灰中可滤出盐卤来,可知咸味是由火产生的,所以卤水不会结冰。"我认为物极必反,火到了极点反而变咸,咸到了极点反而口渴。又玩味坎卦的中画是阳爻,就是水中含火的象征。所以肾脏中亦含有真火。

《礼记·内则》说:"用枣子、栗子、饴糖、蜂蜜使之甘甜,用菫、荁、枌、榆(皆润滑性的草本与木本植物)……使之润滑,用脂膏之类使之肥厚。"我认为,甘味是脾所喜欢的,润滑可舒缓脾阳,膏脂能补益脾阴,三个"之"字都指脾脏。古人注重养老调脾的方法,把每天所吃的饮食就当药物看待。

《抱朴子内篇》说:"热的食物损伤骨骼,冷的食物损伤肺脏,热不可灼伤嘴唇,冷不可冰伤牙齿。"又说:"冷食热食一齐陈列,应先吃热食,后吃冷食。"我认为食物的冷热程度,应当顺从四时气温的自然变化,然而与其过冷,宁可取其过热,比如夏天伏阴在内,吃热食能出微汗也很妙。《黄帝内经》说:"夏天暑热若不出汗的话,秋天就会得风疟之疾(风疟乃疟疾之一)。汗液由气化而来,人体表里的通畅与闭塞便以此为验证。"

夏至以后，秋分以前，人体外部环境暑热之阳气渐渐炽烈，体内则是阴气微微初生，最应当调理好脾胃，不可进肥腻浓厚的食物。《黄帝内经》说："味浓厚的属阴，味淡薄的属阳，浓厚的就泄利，淡薄的便通畅。"再如瓜果生冷等各种食物，也应谨慎地食用。胃部喜欢温暖，温暖便舒散，寒冷就凝滞，凝滞便使胃先受损伤，脾脏也就不会健运了。《白虎通》(也叫《白虎通义》)说："胃是脾的外腑，脾要靠胃腑提供水谷之气。"

午时以前的气为生气，午时以后的气为死气。佛家有过了午时不吃食物的说法，是为了避开死气。《黄帝内经》说："太阳在天空正中而阳气兴隆旺盛，太阳偏西而阳气虚弱。"所以早饭可以饱食，午后就要少吃，到了晚上更应让胃空虚。

应璩(三国时魏文学家)所写《三叟诗》说："中叟前致辞，量腹节所受。"这"量腹"二字最为巧妙，一次进食多少比较合适，并非别人所知道的，必须自已掌握食量。所谓节制饮食是说今天只吃这么多，明天也同样如此，宁可少吃而不多食。又如汉代古诗中说"努力加餐饭"，老年人不减少饮食就足可以了，如果加餐就必定扰乱胃气，何况努力二字必定觉得很勉强，即使头一餐加量了，后面必定不能继续加，又有什么益处呢？

不要等到极度饥饿才进食，进食不可过饱；不要等到极度口渴才饮水，一次喝水也不可太多。只要做到使腹内不空虚，那么冲和之气（平和的补益之气）就能深入肌肉骨髓。《抱朴子内篇》说："进食适宜餐数多而每次都吃得少，不欲餐数少而一顿吃得很多。"恰恰与上面的意思相合。凡进食总以量少为有益，脾脏容易消化健运，就能化生滋补人体的气血精液。否则极其有补益作用的食物，因吃得过多反而会受到损伤，所以说少吃能使脾脏安康。

《洞微经》说："太饥饿了会损伤脾脏，过于饱食就会伤气。"因脾脏要凭借谷物来提供营养，太饥饿了就使脾脏无法健运而导致脾虚。气由脾转化而来，太饱了脾脏过于充实又会出现气滞。因而应当先饥而食，用来供给脾脏，且食物不可使脾充满，所以能够养气。

《华佗食论》说："食物有三种化解方法：一叫火化，将食物煮烂；一叫口化，就是细嚼慢咽；一叫腹化，进入胃中自然消化。"老年人只有依靠火化，脾胃容易磨运就可多转输精液。像商店里销售的果脯大多加了硝石之类，是为了加速其变得松脆香软，虽然同样属于火化之列，却不宜经常吃，恐怕反而会损伤胃气。

水陆各种食品，虽然奇珍美味全都具备，但每次进食禁忌过于庞杂，庞杂会使五味互相干扰，定会成为胃的患害。《道德经》(即《老子》)说："五味令人口爽。"爽即差失之意，是说食物太杂会使口中失去正味。不如依照次序一样样地分餐食用，才能各自获得正味，这样既有好的口感，又很适合于胃的受纳消化。

吃饭之后有微细的食物残渣留在齿缝间，最使牙齿受害,可用柳木削成签,务必将残渣剔除干净,用虎须来剔齿更为奇妙。接着煎煮浓茶,待放冷之后,用来连连漱口将秽物全部荡涤掉。五代诗人韦庄有诗句说:“水杯洁白得像丝绢,漱口时可发出泉水般的声响。”苏轼说:“牙齿与苦味不相妨,如果吃了甘甜的食物,更应注意漱口。”我经常看到有的人年纪并未老迈,牙齿便开始脱落了,这是由于甘甜之物残留在齿缝间,渐渐生虫蛀蚀所致。公孙尼子说:“吃了甘甜的食物,对肌肉有益而对骨骼不利。”牙齿为肾脏所主而属骨骼之列。(中医经典有“齿乃骨之余”一说。)

【专家点评】

本篇专论饮食,并把饮食五味与四季气候变化、人体五脏盛衰、五行相生相克等理论紧密地联系起来,其中五行是关键。所谓五行即木、火、土、金、水,分别依次与五味的酸、苦、甘、辛、咸相配,与五脏的肝、心、脾、肺、肾相配,与四季(中医分为五季,增加长夏一季)的春、夏、长夏、秋、冬相配等等。五行有彼此相生相克的关系，如木生火，火生土，土生金，金生水，水生木，这叫相生；木克土，土克水，水克火，火克金，金克木，这叫相克。并以此来表示包括五味、五脏及各种事物在内，都是彼此依存和互相制约的。篇中所说"春多酸、夏多苦、秋多辛、冬多咸，调以滑甘"，是根据五行相生的理论与四季及五味相配来说的。而"春少酸增甘，夏少苦增辛，秋少辛增酸，冬少咸增苦"则是根据五行相克的理论来论述的。事实证明，后者更有参考价值。例如春季少吃酸味而多吃甘味食物能滋养肝脾，有利于防病保健，故民间有"春食甘，病不沾"的说法。夏天多吃辛辣能发汗祛湿，对保养阳气很有帮助。其实将饮食五味与五行的理论相配，其要害在于维护人体所需饮食营养的平衡。鉴于脾胃为后天之本，故特别强调通过饮食来调理脾胃，因而有"古人养老调脾之法，服食即当药饵"一类精辟论述。

凡饮食五味均不可过偏，过偏则对五脏有所损伤，如酸多伤脾，苦多伤肺，辛（辣）多伤肝，咸多伤心,甘(甜)多伤肾。饮食贵在清淡,应少吃油腻,少吃咸食和甜食,当做到荤素搭配,以素为主。宜常吃热食,少吃生冷之物,冷热要适度,尤其是老年人更要注意这一点;至于"热无灼唇,冷无冰齿"的告诫,则是人人个个都应当牢记的。

饥饱要适度,不可过于多食和饱食。并说"凡食总以少为有益,脾易磨运,乃化精液,否则极补之物,多食反至有伤,故曰少食以安脾也。"此话可谓金玉良言,无论古今都很适用。为了说明节制饮食有利于长寿,篇中特引用三国时魏文学家应璩的《三叟诗》为证。该诗写道:"昔有行道人,陌上见三叟,各年百余岁,相与锄禾莠。往拜问三叟:何以得此寿?上叟前致辞:室内姬粗丑。中叟前致辞:量腹节所受。下叟前致辞:暮卧不覆首。要哉三叟言,所以寿长久。"诗内所叙中叟就是依靠节食而成为百岁老人的,故本篇着重加以引述。

一日三餐该怎么吃,本篇亦有涉及。如说:"午前为生气,午后为死气,释氏有过午不食之说,避死

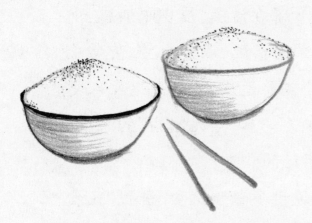

气也。"认为午前是阳气生发之时，午后是阳气衰亡之时，故佛家主张午后不进食。又说："早饭可饱食，午饭即宜少食，至晚更必空虚。"诸如此类的论述，对于老年人来说，具有一定的参考价值，但也不可完全照搬。我们现今坚持的科学饮食原则是：早饭吃好，午饭吃饱，晚饭吃少。所谓吃饱，是指吃八成饱，而不是吃十成饱；所谓吃少，是指吃五成饱或六成饱，并非完全不吃。

本篇提倡饭后及时漱口刷牙，要将齿缝间的食物残渣"剔除务净"，又主张用浓茶水含漱，这些措施对于保护牙齿健康和维持口腔卫生来说，都是很有帮助的，因而十分可取。

## (二)食物

### {名著选录}

《本草》谓煮饭必以陈廪米为补益，秋谷初成，老年食之，动气发病。愚意胃弱难化则有之，滋润香甘，莫如新粒，不妨酌宜而食，微炒则松而易化，兼开胃。有香米，炒则香气减，可竟煮食，煮必过熟乃佳。昌黎诗所谓"匙抄烂饭稳送之，合口软嚼如牛呞"也。有以米浸水，冬月冰之风干，煮饭松软，称老年之供。凡煮白米，宜紧火，候熟开锅即食，廪米炒米宜缓火，熟后有顷，俟收湿气，则发松透里。

煮粥用新米，香甘快胃。乐天诗云："粥美尝新米"，香稻味弥佳。"按：《本草》煮粥之方甚多，大抵以米和莲肉为第一，其次茨实、薏苡仁俱佳。此外或因微疾，借以调养，虽各有取益，要非常供。李笠翁曰："煮饭勿以水多而减，煮粥勿以水少而添，方得粥饭正味。"

茶能解渴，亦能致渴，荡涤精液故耳。卢仝七碗，乃愈饮愈渴，非茶量佳也。《内经》谓少饮不病喘渴。《华佗食论》曰："苦茶久食益意思。"恐不足据。多饮面黄，亦少睡。魏仲先《谢友人惠茶诗》云："不敢频尝无别意，只愁睡少梦君稀。"唯饭后饮之，可解肥浓。若清晨饮茶,东坡谓直入肾经,乃引贼入门也。茶品非一,近地可觅者,武夷、六安为尚。

《诗·豳(bīn)风》云:"为此春酒,以介眉寿。"《书·酒诰》云,"厥父母庆,自洗腆,致用酒。"酒固老年所宜,但少时伤于酒,老必戒。即素不病酒,黄昏后亦不宜饮,唯宜午后饮之,借以宣导血脉。古人饮酒,每在食后,《仪礼》谓之"酳(yìn)"。注云:"酳者,演安其食也。"今世俗筵宴,饱食竣,复设小碟以侑酒,其犹存古之意与!米酒为佳,曲酒次之,俱取陈窖多年者。烧酒纯阳,消烁真阴,当戒。

烟草,据《姚旅露书》产吕宋,名淡巴菰。《本草》不载,《备要》增入,其说却未明确。愚按:烟草味辛性燥,熏灼耗精液。其下咽也,肺胃受之,有御寒解雾辟秽消腻之能,一入心窍,便昏昏如醉矣。清晨饮食未入口,宜慎。笃嗜者甚至舌苔黄黑,饮食少味,方书无治法,食猪羊油可愈,润其燥也。有制水烟壶,隔水吸之者,有令人口喷、以口接之者,畏其熏灼,仍难捐弃,故又名相思草。《蚓庵琐语》曰:"边上人寒疾，非烟不治，至以匹马易烟一斤。明崇祯癸未，禁民私售。"则烟之能御寒信矣！盛夏自当强制。

蔬菜之属，每食所需，本非一类，人各所宜。文王嗜菖歜(chù)，孔子不撤姜食，皆审其所宜，故取之。非仅曰菖可益聪，姜可通神明也。按：菖歜即菖蒲菹，《遁庵秘录》有种石菖蒲法，以辰砂捶末代泥，候其生发，采根食之，不必定作菹也，利窍兼可镇心。据云能治不寐，极为神妙之品。

蒸露法同烧酒，诸物皆可蒸，堪为饮食之助。盖物之精液，全在气味，其质尽糟粕耳。犹之饮食入胃，精气上输于肺，宣布诸脏，糟粕归于大肠，与蒸露等。故蒸露之性，虽随物而异，能升腾青阳之气，其取益一也。如稻米露发舒胃阳，可代汤饮，病后尤宜。他如藿香、薄荷之类，俱宜蒸取露用。《泰西水法》曰："西国药肆中，大半是药露，持方诣肆，和露付之，则方药亦可蒸露也，须预办蒸器，随物蒸用。"

水陆飞走诸食物，备载《本草》，可考而知。但据其所采论说，试之不尽获验。张文潜诗云："我读本

草书，美恶未有凭。"是岂人之禀气不同，遂使所投亦异耶？当以身体察，各随禀气所宜而食之，则庶几矣。(《老老恒言·卷一》)

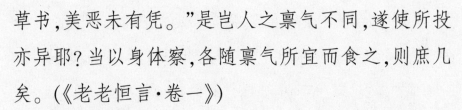

《本草》书认为煮饭当用陈仓米较有补益作用，秋天新谷刚成熟，老年人吃了容易动气发病。我认为脾胃虚弱的人可能有这种情况，若论米的滋润芳香甘美，没有哪一种陈米能比得上新米，新陈两种米可以斟酌食用，微微炒一炒就会松脆而易消化，兼有开胃口的功效。有一种香稻米，炒过后会使香气减少，可直接煮饭吃，煮饭必须熟透才好。唐代韩愈诗句中所说"匙抄烂饭稳送之，含口软嚼如牛呞(shī，牛反刍曰呞)，讲的正是这种情况。有人用水浸米，冬天结冰之后用风吹干，煮起饭来，又松又软，称为老年人的专供品。凡是煮白米饭，适宜于用急火，待饭熟后即可开锅取食。陈仓米、炒米煮饭适宜用慢火，煮熟后停放片刻，待水气收敛之后，就会变得里外都很松脆。

煮粥要用新米,芳香甘美而快胃可口。白居易有诗句说:"粥美尝新米,香稻味弥佳。"按:《本草》书中煮粥的方子很多,大概以米和莲子肉为第一,其次是茨实、薏苡仁都好。此外或因小病,借粥食来调养,虽然各自有所取益,总不是经常供应之物。李笠翁(即李渔)说:"煮饭不可因水放得太多而中途又去减水,煮粥不可因水放得太少而中途再去加水,这样就能获得饭和粥的正味。"

　　茶水能够解渴,也可能导致口渴,是由于它能荡涤人体精液的缘故。唐代诗人卢仝曾连续饮茶七碗,却是越饮越口渴,并非茶量很好的表现。《黄帝内经》说少饮不会得喘渴病。《华佗食论》说:"长期饮用苦茶能增强人的思维。"恐怕不足为据,多饮脸色发黄,又使人难以入睡。魏仲先在《谢友人惠茶诗》中说:"不敢频频饮茶没有别的意思,只忧虑会减少睡眠而难以梦见老朋友。"唯有饭后饮些茶水,可以化解肥腻浓厚的食物。假若清早起床后立即饮茶,苏轼说将会直接进入肾经,这就等于将贼寇引入自家门内。茶的品种较多,近处可以见得到的,以福建的武夷山茶和安徽的六安茶最为有名。

《诗经·豳(bīn)风》说:"制造这种春酒,帮助人们长寿。"《书经·酒诰》说:"其父母有喜庆,儿子当自洁其身,用酒来供养父母。"酒固然是老年人宜用的东西,但少年时若被酒所伤,到老年时就应当戒酒。即使素来没有受过酒害,每晚黄昏之后也不宜饮用,只有午后可适量饮酒,借以宣畅通导血脉。古人饮酒,常在饭后,《仪礼》称之为酳(yìn)。注解说:"酳就是使饮食更加安顺和畅之意。"当今社会开办筵席宴会时,饱食完毕之后,又设小碟用来佐酒,大概还保持着古代的遗风吧!米酒最好,曲酒次一点,都要求取用多年的老窖陈酒。烧酒属纯阳之物,会消烁人体真阴,当禁戒使用。

烟草这东西,据《姚旅露书》说产自南洋的吕宋岛,名叫淡巴菰(烟草的音译)。《本草纲目》没有记载,《本草备要》增补了它,其解说却很不明确。我认为,烟草味辛性燥,会熏灼和损耗人体精液,咽下它之后，由肺和胃来承受，有御寒解雾避秽消腻的功能，一旦进入心窍，就会使人昏昏沉沉如醉酒一般。清晨未吃早饭，宜慎用。特别喜好的人甚至舌苔都会变成黄黑色，吃饭缺乏口味，医方书上没有记载治疗方法，吃些猪油、羊油之类可愈，因其能润燥之故。有制作水烟壶的，隔水吸烟；也有让人以口喷烟而吸者用口来承接的；害怕烟的熏灼，仍然难以放弃，所以又称它为相思草。《蚓庵琐语》说："边塞上有的寒疾患者，非烟不能治，甚至有用一匹马换一斤烟的。明朝崇祯癸未年(即崇祯十六年，合公元1643 年)，禁止民众私自销售烟，就知道烟草能御寒是可信的。盛夏时节当自我强行节制吸烟。

切得很碎的菹菜之类，是每餐饭都需要的，本来就不是同类菜，各人选取其所适宜的。周文王喜欢菖蒲，孔子离不开姜，都在审察后认为很适宜于自己，所以取食之。并非只是说菖蒲能益智聪耳，鲜姜可通达神明。按：菖蘸(chù)就是菖蒲菹。《遁庵秘录》载有种植石菖蒲的方法，用辰砂(即朱砂)捶成粉末代替泥巴栽植,等它发芽生长好之后,采其根食用,不必规定要制作成菹。这菜可祛痰利窍,兼能镇静安神,据说可以治疗失眠,是极为神妙的物品。

蒸馏法与造烧酒相同,各种食物都可采用蒸馏法,可以成为制作饮食的辅助方法。因为食物的精液全在气味里,其实体尽是糟粕了。好比饮食吃入胃中,精气上输至肺脏,发散到各个脏器,糟粕归入到大肠,与蒸露是相同的。所以蒸露的方法,虽然随着物性而有所不同,只要能使清阳之气升腾,其取效是相同的。例如稻米蒸露能发舒胃阳,可代替汤水饮用,病后尤其适宜。其他如藿香、薄荷之类,都适宜于蒸露饮用。《泰西水法》说:"在西方国家的药店里,大半都是药露,拿着处方到药店里,就将药露交付给你,可见方药也是可以蒸露的。必须预先备办好蒸馏器,以便随物作蒸露之用。"

不论水中陆地所产或飞的走的各种食物,全都记载在《本草》书中,经考证后便可知道。但根据书中对药物性能功效的论述,经试用之后并非全都灵验。

宋代张耒在诗句中说："我读本草书，美恶未有凭（言药的优劣并无凭证）。"这难道是因为古今人的禀赋气质不同，就会使药物运用的效果不同吗？当依据各人的身体情况来考察，各自根据本人的禀赋气质来选择所适合的东西食用，也就大致可以了。

**⟨专家点评⟩**

这篇《食物》的内容十分丰富而又广泛，直接涉及稻米、茶叶、酒、菹菜、烟草、蒸露（蒸馏液）等等。稻米是最常见的主食，尤以南方各省为最。尽管本草书有取陈仓米煮饭熬粥更能滋补老年人之说，但本篇作者曹庭栋并不认同。他认为从总的方面来说，毕竟是新米优于陈米，无论煮饭熬粥，均应首选新米。因为"滋润甘香，莫如新粒"。至于煮饭熬粥的方法，曹氏完全赞同清初李渔在《闲情偶寄》中所介绍的经验："煮饭勿以水多而减，煮粥勿以水少而添，方得饭粥正味。"

谈到饮茶，曹氏强调不可过多，只能适度饮用；饮茶的时间也有讲究，早晚均不合适，最好是"饭后饮之,可解肥浓"。由于茶能使人头脑兴奋,令人"少睡",故饮茶也应有所节制。

至于饮酒,早在《诗经》中就有"为此春酒,以介眉寿"之说。老年人少量饮酒有利于健身长寿。曹氏指出,老人饮酒应注意几点:一是曾经被酒伤过的人要戒酒;二是饮酒的时间应是白天,午后饮之可以"宣导血脉",而晚上不可饮酒,否则影响睡眠;三是不饮白酒之类的烈性酒,因其"消灼真阴"之故。

烟草虽非食品,却是人们嗜好之物,本篇对烟草传入我国的历史作了叙述。烟草原产于南美洲,后来逐渐传播到世界各地,大约在明代中后期,烟草从东南亚的吕宋传入到我国,其音译名叫淡巴菰。此物传入中国后,喜欢吸食者不少,虽然"畏其熏灼",却"仍难捐弃",表明吸烟是成瘾的。曹氏认为"烟之能去寒信矣",似乎冬天吸食有益,只有夏天必须戒烟。事实证明,曹氏此说是欠妥的,吸烟实有百害而无一利,不论春夏秋冬,都应当戒烟。

香烟中含有1 400多种成分,单是吸烟的烟雾中就有 40 多种致癌物质,还有 10 多种可促进癌症发展的物质,其中对人体危害最大的是尼古丁、一氧化碳和多种其他金属化合物。吸烟使血液凝结加快,容易引起心肌梗死、脑卒中、心肌缺氧等心脑血管疾病。全世界每年因吸烟致死的人数高达 500 多万。有资料表明,长期吸烟者患肺癌的发病率比不吸烟者高 10~20 倍;喉癌发病率高 6~10 倍;冠心病发病率高 2~3 倍;循环系统疾病发病率高 3 倍;气管类疾病的发病率高 2~8 倍。况且一人抽烟,全家成员都会成为被动吸烟者,而被动吸烟的危害会更大。因丈夫吸烟而妻子乃至儿女等患肺癌的发病率也会比常人高 6 倍。有位先生终身吸烟,而且嗜烟如命,结果他的两个女儿皆英年早逝,全都死于肺癌;他本人后来亦死于肺癌。吸烟与被动吸烟之害,由此可见一斑。

据统计,现今全世界有烟民 11 亿,单是中国就有吸烟者 3.5 亿,而遭受被动吸烟之危害者更是高达 7.4 亿,其中 15 岁以下儿童就有 1.8 亿。在 2013

年3月召开的全国人大政协两会上，多名政协委员共同提交了关于尽快制定《烟草危害预防控制法》的提案，认为如不采取有效措施，预计到2020年，我国年吸烟致死人数将达到200万。此话绝非危言耸听，确实值得国人重视。

世界卫生组织曾经决定，从1989年起，将每年的5月31日定为世界无烟日，中国同样将这一天

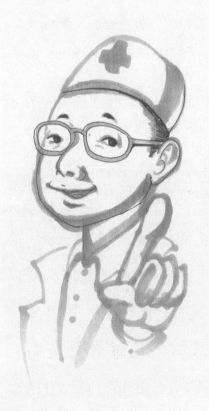

定为全国无烟日。其目的就是为了让广大人民群众充分认识到吸烟的危害性，借以大力宣传和提倡戒烟，以便确保国人和整个人类的健康。最新研究表明：任何年龄戒烟都有效果，可降低患病与死亡风险，并可延长寿命。大凡60岁、50岁、40岁等不同年龄的戒烟，可以延长3~9年的预期寿命。

## (三)粥谱说

### 〖名著选录〗

粥能益人，老年尤宜。前卷屡及之，皆不过略举其概，未获明析其方。考之轩岐家与养生家书，煮粥之方甚夥，唯是方不一例，本有轻清重浊之殊，载于书者，未免散见而杂出。窃意粥乃日用常供，借诸方以为调养，专取适口，或偶资治疾，入口违宜，似又未可尽废。不经汇录而分别之，查检既嫌少便，亦老年阙书也。爰撰为谱，先择米，次择水，次火候，次食候。不论调养治疾功力深浅之不同，第取气味轻清、香美适口者为上品，少逊者为中品，重浊者为下品。准以成数，共录百种，削其入口违宜之已甚者而已。

方本前人，乃已试之良法，注明出自何书，以为征信；更详兼治。方有定而治无定，治法亦可变通。内有窃据鄙意参入数方，则唯务有益而兼适于口，聊备老年之调治。或夫推而广之，凡食品药品中，堪加入粥者尚多，酌宜而用，胡不可自我作古耶！更有待夫后之明此理者。(《老老恒言·卷五》)

## ⚭帮您解读⚭

粥能补益人体,老年人尤其适宜,前卷书已经多次谈到,都只是大略地加以概述,未能详细地分析其粥方。查考医学家和养生家的著作,煮粥的方子很多,就是体例很不统一。粥本来有轻清和重浊之分,见于书本记载的,难免分散而又杂乱。我认为粥既然是日常生活中所供应之物,借各种粥方用来调养,专门选取适合于口味的,或者偶尔用来治病,而吃入后口感并不好,似乎也不可全都废弃。不把粥方汇集起来分别予以介绍,要想查阅检索就嫌其不够方便,也是老年人调治疾病不可缺少的书。于是撰写粥谱,先谈择米,再谈择水,三谈火候,四谈食候。不论调养与治病的功效深浅怎么不同,但取气味轻清香美可口的为上品,稍微逊色一点的为中品,重浊的列为下品。集成一个准数,共录粥方一百首,删去那些口味极差的品种也就可以了。

粥方来源于前人,乃已经试用过的良方,注明该方出自于什么书,将它加以验证可信,更详细说明其兼治功效。粥方有固定内容而治病并不固定,治法也可变通运用。内有我自己体验过的粥方参入其中,那就只考虑既能补益而又口感好的,聊以提供老年人调治之用。至于推广而论之,凡属食品或药品之中,能够加入粥内的还有很多,可以酌情选择合适的使用,为什么不可以将自己体验过的粥方与古方同等看待呢?更要等待后世那些明白此一道理的人来加以发挥了。

### ﹛专家点评﹜

北宋诗人张耒最喜欢食粥,认为经常食粥非常有利于颐养。南宋诗人陆游对张氏此说大加赞扬,曾撰诗说:"世人个个学长年,不悟长生在目前;我得宛丘(张耒号宛丘先生)平易法,只将食粥致神仙。"所谓"致神仙"就是长生不老之意。陆游后来享年86岁,坚持食粥就是他的长寿因素之一。曹庭栋对前人的这类论述和养生经验无不击节赞赏,而且他本人亦以喜欢食粥大获裨益,于是便在《老老恒言》中极力倡导食粥。该书总共五卷,其中第五卷全部讲的是粥谱和煮粥食粥方法,并且载有上、中、下三品粥疗方共计一百首。这篇《粥谱说》可说是为该书所载粥疗方写的小序,再三强调老年人坚持食粥有利于健身防病,并且有助于延年益寿。通篇内容谈得很实在,具有较高的参考价值。

经常食粥确实很有裨益。例如江苏如皋是著名的长寿之乡,当地居民特别喜欢食粥,并有"玉米糁粥甜又香,常吃能活九十三"的顺口溜流传。那里百岁老人众多,他们获得高寿的因素很多,但其中必有一条,那就是与长期爱好喝粥是密切不可分的。

### (四)论煮粥与食粥方法

本篇分为择米、择水、火候、食候四个部分,依次选录如下:

{名著选录}

择米第一

米用粳,以香稻为最;晚稻性软,亦可取;陈仓米则欠腻滑矣。秋谷新凿者,香气足。脱谷久,渐有故气,须以谷悬通风处,随时凿用。或用炒白米,或用焦锅巴,腻滑不足,香燥之气,能去湿开胃。《本草纲目》云:"粳米、籼米、粟米、粱米粥,利小便,止烦渴,养脾胃。糯米、秫米、黍米粥,益气,治虚寒泻痢吐逆。"至若所载各方,有米以为之主,峻厉者可缓其力,和平者能倍其功,此粥之所以妙而神与!

择水第二

水类不一,取煮失宜,能使粥味俱变。初春值雨,此水乃春阳生发之气,最为有益。梅雨湿热熏蒸,人感其气则病,物感其气则霉,不可用之明验也。夏秋淫雨为潦,水郁深而发骤。昌黎诗:"洪潦无根源,朝灌夕已除。"或谓利热不助湿气,窃恐未然。

腊雪水甘寒解毒,疗时疫;春雪水生虫易败,不堪用。此外长流水四时俱空,山泉随地异性,池沼止水有毒。井水清冽,平旦第一汲,为井华水,天一真气,浮于水面也,以之煮粥,不假他物,其色天然微绿,味添香美,亦颇异凡。缸贮水,以朱砂块沉缸底,能解百毒,并令人寿。

火候第三

煮粥以成糜为度，火候未到，气味不足；火候太过，气味遂减。火以桑柴为妙。《抱朴子》曰："一切药，不得桑煎不服。"桑乃箕星之精，能除风助药力。栎炭火性紧，粥须煮不停沸，则紧火亦得。煮时先煮水，以杓扬之数十次，候沸数十次，然后下米，使水性动荡，则输运捷。煮必瓷罐，勿用铜锡。有以瓷瓶入灶内砻糠稻草煨之，火候必致失度，无取。

食候第四

老年有竟日食粥，不计顿，饥即食，亦能体强健，享大寿。此又在常格外。就调养而论，粥宜空心食，或作晚餐亦可，但勿再食他物，加于食粥后。勿食过饱，虽无虑停滞，少觉胀，即胃受伤。食宁过热，即致微汗，亦足通利血脉。食时勿以他物侑食，恐不能专收其益，不得已，但使咸味沾唇，少解其淡可也。(《老老恒言·卷五》)

**{帮您解读}**

择米第一

米当用粳米，以香稻米为最优；晚稻性柔软，也可取；早稻米次一点，陈仓米就不够滑腻了。秋天新谷刚舂出来的米，香气很足。打下的稻谷放置得太久了，渐渐有陈旧之气，必须将稻谷悬挂在通风处，可随时去壳舂米使用。或者用炒白米，或者用焦锅巴，腻滑虽不够，却有香燥之气，能够去湿开胃。《本草纲目》说："粳米、籼米、粟米、粱米粥，可以通利小便，消除烦渴，补养脾胃。糯米、秫米（黏高粱）、黍米粥，能补中通气，治疗虚寒、泻痢和吐逆。"至于所载各方，有的以稻米为主，处方猛烈的可缓和其药力，性能平和的可使功效加倍，这是粥方之所以巧妙和神奇的地方啊！

择水第二

水的种类不同，取水煮粥失当，能使粥味全都改变。初春时节遇上下雨，这种水含着春阳的生发之气，是最有益处的。梅雨天湿热二气熏蒸，人体感受它就会生病，物体感受它就会发霉，这种水不可使用就是明证。夏秋时节下大雨变成潦水（积水），水郁积得很深，却会骤然发生改变。唐代韩愈有诗句说：

"洪潦无根源,朝灌夕已除。"有人说这种水能解除暑热而不会助长湿气,我认为恐怕未必如此。

腊月的雪水味甘性寒能解毒,可以治疗时疫(季节性的传染病);春雪水生虫而容易腐败,不可使用。此外长流水四季都在空旷地流着、山泉水又随地变异其性能,池沼的静水有毒。井水清澈冰凉,早上所汲取的第一桶水叫井华水,天之真气浮在水面,用它煮粥,不必凭借其他物品之助,其颜色呈天然的微绿色,味道能增香美,与一般水很不一样。以大缸贮水,用朱砂块沉在缸底,能化解百毒,并且使人长寿。

火候第三

煮粥以煮到烂熟为标准,火候不到,气味就不足;火候太过,性味功效便降低了。用火以桑柴火最好,《抱朴子内篇》说:"一切药物,得不到桑柴火的煎制就不能服用。"桑树乃天上箕星之精所化生而来,能够除风和扶助药力。栎木炭的火性紧急,煮粥必须不停地沸腾,就用紧火也合适。煮粥时当先煮水,用杓将水扬起数十次,等到沸腾好几十次之后,再将米下入沸水之中,使水性不断地动荡,那么所输出的营养必定快捷。煮粥必须使用陶瓷罐,不要用铜锅器皿。有将瓷瓶放入灶内再用稻谷壳或稻草烧灰煨煮的,火候必定难以控制,不可取。

食候第四

老年人有整天都吃粥的,不计顿数,饿了就吃,也能使身体强健,并能获得高寿。这又属于例外的情况。就调养来说,粥适宜于空腹服食,或者充作晚餐也行,但食粥之后,就不要再吃其他东西了。食粥不可过饱,虽然不必忧虑会发生食物停滞,但稍微有些腹胀,胃部就会受到损伤。食物宁可温热一些,即使导致微微发汗,也足以使血脉通利。食粥时不要用其他食物助餐,恐怕食物太杂会妨碍专门食粥所得的好处。不然的话,只可稍稍加点盐而使咸味沾唇,略微能缓解淡味也就可以了。

{专家点评}

上面四段文字分别对煮粥食粥的方法做了论

述。熬粥要有好的食材,要选择好米和好水。熬粥最好选用当年新产的稻米,气香味浓而又腻滑,食之更加可口而养人。水也很重要,应选择优质洁净的水,凡被污染的水绝不可用。篇中提出选用腊月雪水、优质井水及长流水等熬粥,不要取用池沼止水之类,因为静止的水常遭污染而有毒。如果是普通的水,可用朱砂沉淀之后取上层清水煮粥。在此应当指出,朱砂即硫化汞,性凉而味甘,能镇惊安神,明目解毒;但因其中含汞,有毒,亦不可经常或长久使用。熬粥又要讲究火候,古人强调要用桑柴火熬粥,我们今天没有那个条件,一般说来,食材中加水合适,火的缓急与时间长短适度,粥稠味香,不糊亦不稀,也就足可以了。

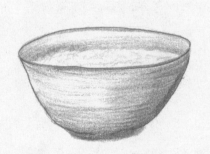

至于食粥的方法,篇中提出,老人当空腹食粥,最好以此充作早餐或晚餐;要热食,不要冷食;粥虽不会造成食滞,但也不

可过于饱食;不要用其他食物佐餐,以便专一发挥粥的滋补作用。诸如此类,皆可供中老年朋友参考。

## (五)三品粥疗方一百首

1.上品粥疗方三十六首

①莲肉粥

《圣惠方》(宋代的《太平圣惠方》):补中强志。按:兼养神益脾固精,除百病。去皮心,用鲜者煮粥更佳。干者如经火焙,肉即僵,煮不能烂。或磨粉加入。湘莲胜建莲(指湖南所产莲子胜过福建所产莲子),皮薄而肉实。

②藕粥

慈山参入(指经过曹庭栋自己体验后所编入的粥疗方,下同)。治热渴止泻,开胃消食,散留血,久服令人心欢。磨粉调食味极淡,切片煮粥,甘而且香。凡物制法异,能移其气味,类如此。

③荷鼻粥:慈山参入。荷鼻即(荷)叶蒂,生发元气,助脾胃,止渴、止痢、固精,连茎叶用亦可。色青

形仰,其中空,得震卦之象。《珍珠囊》:煎汤烧饭和药,治脾,以之煮粥,香清佳绝。

④芡实粥:《汤液本草》:益精强志,聪耳明目。按:兼治湿痹,腰脊膝痛,小便不禁,遗精白浊。有粳、糯二种,性同,入粥俱须烂煮,鲜者佳。扬雄《方言》曰:南楚谓之鸡头。

⑤薏苡粥:《广济方》:治久风湿痹。又《三福丹书》:补脾益胃。按:兼治筋急拘挛,理脚气,消水肿。张师正《倦游录》云:“辛稼轩患疝,用薏珠、东壁土炒服,即愈,乃上品养心药。”

⑥扁豆粥

《延年秘旨》:和中补五脏。按:兼消暑、除湿、解毒,久服发不白。荚有青紫二色,皮有黑、白、赤、斑四色,白者湿,黑者冷,赤斑者平。入粥去皮,用干者佳,鲜者味少淡。

⑦御米粥:《开宝本草》:治丹石发动(指服食丹砂等矿物类药发病),不下饮食,和竹沥入粥。按:御米即罂粟子,《花谱》名丽春花,兼行风气,逐邪热,

治反胃痰滞泻痢,润燥固精。水研滤浆入粥,极香滑。(按:罂粟乃毒品,此粥今已不用。)

⑧姜粥:

《本草纲目》:温中,辟恶气。又《手集方》:捣汁煮粥,治反胃。按:兼散风寒,通神明,取效甚多。《朱子语录》有秋姜夭人天年之语,治疾勿泥(不要拘泥此说)。《春秋运斗枢》曰:"璇星散而为姜。"

⑨香稻叶粥

慈山参入。按各方书,俱烧灰淋汁用,唯《摘元妙方》(以)糯稻叶煎露一宿,治白浊。《纲目》(即《本草纲目》,下同)谓气味辛热,恐未然,以之煮粥,味薄而香清,薄能利水,香能开胃。

⑩丝瓜叶粥

慈山参入。丝瓜性清寒,除热利肠,凉血解毒,叶性相类。瓜长而细,名马鞭瓜,其叶不堪用;瓜短而肥,名丁香瓜,其叶煮粥香美,拭去毛,或姜汁洗。

⑪桑芽粥

《山居清供》:止渴明目。按:兼利五脏,通关节,治劳热,止汗。《字说》云:桑为东方神木。煮粥用初生细芽,苞含未吐者,气香而味甘。《吴地志》:焙干代茶,生津清肝火。

⑫胡桃粥

《海上方》:治阳虚腰痛,石淋五痔。按:兼润肌肤,黑须发,利小便,止寒嗽,温肺润肠。去皮研膏,水搅滤汁,米熟后加入,多煮生油气。或加杜仲、茴香,治腰痛。

⑬杏仁粥

《食医心镜》:治五痔下血。按:兼治风热咳嗽,润燥。出关西者名巴旦,味甘尤美。去皮尖,水研滤汁,煮粥微加冰糖。《野人闲话》云:每日晨起,以七枚细嚼,益老人。

⑭胡麻粥

《锦囊秘录》:养肺,耐饥耐渴。按:胡麻即芝麻,《广雅》名藤宏。坚筋骨,明耳目,止心惊,治百病。乌色者名巨胜,《仙经》所重;栗色者香却过之。炒研加水,滤汁入粥。

⑮松仁粥

《纲目》方：润心肺，调大肠。按：兼治骨节风，散水气寒气，肥五脏，温肠胃。取洁白者，研膏入粥。色微黄，即有油气，不堪用。《列仙传》云：偓佺好食松实，体毛数寸。

⑯菊苗粥

《天宝单方》：清头目。按：兼除胸中烦热，去风眩，安肠胃。《花谱》曰：茎紫其叶味甘者可食，苦者名苦薏，不可用。苗乃发生之气聚于上，故尤以清头目有效。

⑰菊花粥

慈山参入。养肝血，悦颜色，清风眩，除热解渴明目。其种以百计。《花谱》曰：野生单瓣，色白开小花者良，黄者次之。点茶亦佳，煮粥去蒂，晒干磨粉和入。

⑱梅花粥

《采珍集》：绿萼花瓣，雪水煮粥，解热毒。按：兼治诸疮毒。梅花凌寒而绽，将春而芳，得造物生气之

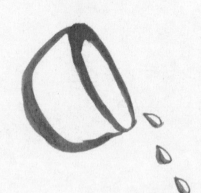

先,香带辣性,非纯寒,粥熟加入,略沸。《埤雅》曰:梅入北方变杏。

⑲佛手柑粥

《宦游日札》:闽人以佛手柑作菹,并煮粥,香清开胃。

按:其皮辛,其肉甘而微苦,甘可和中,辛可顺气,治心胃痛宜之。陈者尤良,入粥用鲜者,勿久煮。

⑳百合粥

《纲目》方:润肺调中。按:兼治热嗽脚气。嵇含《草术状》(《南方草木状》)云:花白叶阔为百合,花红叶尖为卷丹,卷丹不入药。窃意花叶虽异,形相类而味不相远,性非迥别。

㉑砂仁粥

《拾便良方》:治呕吐、腹中虚痛。按:兼治上气咳逆胀痞,醒脾通滞气,散寒饮,温肾肝。炒去翳,研末点入粥,其性润燥。《韩𢘅医通》曰:肾恶燥,以辛润之。

㉒五加芽粥

《家宝方》：明目止渴。按：《本草》五加根皮效颇多。又云：其叶作蔬，去皮肤风湿，嫩芽焙干代茶，清咽喉，作粥色碧香清，效同。《巴蜀异物志》名文章草。

㉓枸杞叶粥

《传信方》：治五劳七伤，豉汁和米煮。按：兼治上焦客热，周痹风湿，明目安神。味甘气凉，与根皮及子，性少别。《笔谈》（即《梦溪笔谈》）云：陕西极边生者，大合抱，摘叶代茶。

㉔枇杷叶粥

《枕中记》：疗热嗽，以蜜水涂炙，煮粥去叶食。按：兼降风寒止渴，清暑毒。凡用，择经霜老叶，拭去毛，甘草汤洗净，或用姜汁炙黄，肺病可代茶饮。

㉕茗粥

《保生集要》：化痰消食，浓煎入粥。按：兼治疟痢，加姜。《茶经》曰：名有五：一茶、二槚、三蔎、四茗、五莈。《茶谱》曰：早采为茶，晚采为茗。《丹铅录》：茶即古荼字，《诗》（《诗经》）"谁谓荼苦"是也。

㉖苏叶粥

慈山参入。按：《纲目》用以煮饭，行气解肌，入粥功同。按：此乃发表散风寒之品，亦能消痰和血止痛。背、面皆紫者佳。《日华子本草》谓能补中益气，窃恐未然。

㉗苏子粥

《简便方》：治上气咳逆。又《济生方》：加麻子仁，顺气顺肠。按：兼消痰润肺。《药性本草》曰：长食苏子粥，令人肥白身香。《丹房镜源》曰：苏子油能柔五金八石。

㉘藿香粥

《医余录》：散暑气，辟恶气。按：兼治脾胃，吐逆霍乱，心腹痛，开胃进食。《交广杂志》谓藿香木本。金楼子言：五香共是一本，叶为藿香，入粥用南方草本，鲜者佳。

㉙薄荷粥

《医余录》：通关格，利咽喉，令人口香。按：兼止痰嗽，治头痛脑风，发汗，消食，下气，去舌苔。《纲目》云：煎汤煮饭，能去热，煮粥尤妥。扬雄《甘泉赋》作莪菥。

㉚松叶粥

《圣惠方》：细切煮汁作粥，轻身益气。按：兼治风湿疮，安五脏，生毛发，守中耐饥。或捣汁澄粉曝干，点入粥。《字说》云：松柏为百木之长，松犹公也，柏犹伯也。

㉛柏叶粥

《遵生八笺》：神仙服饵。按：兼治呕血便血，下痢烦满，用侧柏叶，随四时方向(如春东夏南秋西冬北)采之，捣汁澄粉入粥。《本草衍义》云：柏木西指，得金之正气，阴木而有贞德者。

㉜花椒粥

《食疗本草》：治口疮。又《千金翼》(《千金翼方》)治下痢腰腹冷，加炒面煮粥。按：兼温中暖肾，除湿,止腹痛。用开口者,闭口有毒。《巴蜀异物志》:出四川清溪县者良,香气亦别。

㉝栗粥

《纲目》方:补肾气,益腰脚,同米粥。按:兼开胃活血。润沙收之,入夏如新。梵书名笃迦,其扁者曰栗楔,活血尤良。《经验方》:每早细嚼风干栗,猪肾粥助之,补肾效。

㉞绿豆粥

《普济方》:治消渴饮水。又《纲目》方:解热毒。按:兼利小便,厚肠胃,清暑下气。皮寒肉平,用须连皮先煮汁,去豆下米煮。《夷坚志》云:解附子毒。

㉟鹿尾粥

慈山参入。鹿尾,关东风干者佳,去脂膜,中有凝血,如嫩肝,为食物珍品。碎切煮粥,清而不腻,香有别韵,大补虚损。盖阳气聚于角,阴血会于尾。

㊱燕窝粥

《医学述》:养肺化痰止嗽,补而不滞,煮粥淡食有效。按:《本草》不载,《泉南杂记》采入,亦不能确

辨是何物。色白治肺,质清化痰,味淡利水,此其明
验。(《老老恒言·卷五》)

{ 专家点评 }

　　三品粥疗方部分,鉴于文字较通俗易懂,且切
合实用,故照录而不做解读,仅个别词句用括号加
以夹注。所谓上品粥,依前面《粥谱说》所述:"取气
味轻清、香美适口者为上品。"其粥方来源大多取自
各类文献;也有一部分叫"慈山参入",表明是经曹
氏本人亲自运用过之后所编入的粥方。在上品三十
六方之中,除了御米粥所用罂粟子为毒品不可取之
外,其他诸方如莲肉粥、藕粥、芡实粥、薏苡粥、扁豆
粥、绿豆粥、胡桃粥、杏仁粥、胡麻粥、菊花粥、百合
粥、枸杞叶粥等,大多能调脾胃,养气血,补益脏腑,
有良好的健身作用。特别值得一提的是其中的苏叶
粥和苏子粥,言苏叶粥能行气消炎和血止痛,长食
苏子粥,令人肥白身香。这就表明,紫苏具有极高的
保健价值。著名爱国科学家、世界生物学泰斗、中美
双院士牛满江教授经过多年的研究,终于从紫苏中

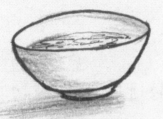

提取出 α-亚麻酸（紫仓胶囊），并获得联合国自然医学奖和联合国卫生组织医学奖。紫仓胶囊即 α-亚麻酸，对防治高血脂、高血压、心脑血管病、糖尿病乃至延缓衰老等,均有着十分独特的重要作用。从此一事例中亦可得到启示,常食苏叶粥和苏子粥也将是很有裨益的。

2.中品粥疗方二十七首

①山药粥

《经验方》:治久泄。糯米水浸一宿,山药炒熟,加砂糖、胡椒煮。按:兼补肾精,固肠胃。其子生叶间,大如铃,入粥更佳。《杜兰香传》云:食之辟雾露。

②白茯苓粥

《直指方》(即《杨仁斋直指方》):治心虚梦泄白浊。又《纲目》方:主清上实下。又《采珍集》:治欲睡不得睡。按:《史记·龟策传》名伏灵,谓松之神灵所伏也,兼安神渗湿益脾。

③赤小豆粥

《日用举要》:消水肿。又《纲目》方:利小便,治脚气,辟邪厉。按:兼治消渴,止泄痢腹胀吐逆。《服食经》云:冬至日食赤小豆粥,可厌疫鬼。即辟邪厉之意。

④蚕豆粥

《山居清供》:快胃和脾。按:兼利脏腑。《本经》(即《神农本草经》)不载。《万表积善堂方》有误吞针,蚕豆同韭菜食,针自大便出,利脏腑可验。煮粥宜带露采嫩者,去皮用,皮味涩。

⑤天花粉粥

《千金月令》:治消渴。按:即栝楼根。《炮炙论》曰:圆者为栝,长者为楼,根则一也。水磨澄粉入粥,除烦热,补虚安中,疗热狂时疾,润肺降火止咳,宜虚热人。

⑥面粥

《外台秘要》:治寒痢白泻。麦面炒黄,同米煮。按:兼强气力,补不足,助五脏。《纲目》曰:北(方)面性平,食之不渴;南(方)面性热,食之发渴。随地气而异也。梵书名迦师错。

⑦腐浆粥

慈山参入。腐浆(豆浆)即未点成腐者,诸豆可制,用白豆居多。润肺消胀满,下大肠浊气,利小便。暑月入人汗有毒。北方呼为甜浆粥,解煤毒。清晨有肩挑鬻(yù)于市。

⑧龙眼肉粥

慈山参入。开胃悦脾,养心益智,通神明,安五脏,其效甚大。《本草衍义》曰:此专为果,未见入药。非矣。《名医别录》云:治邪气,除蛊毒,久服强魂,轻身不老。

⑨大枣粥

慈山参入。按:道家方药,枣为佳饵,皮利肉补。去皮用,养脾胃,平胃气,润肺止嗽,补五脏,和百药。枣类不一,青州黑大枣良;南枣味薄微酸,勿用。

⑩蔗浆粥

《采珍集》:治咳嗽虚热,口干舌燥。按:兼助脾气,利大小肠,除烦热,解酒毒。有青紫二种,青者胜,榨为浆,加入粥。如经火沸,失其本性,与糖霜何异?

⑪柿饼粥

《食疗本草》:治秋痢。又《圣济方》即《圣济总录》:治鼻窒不通。按:兼健脾涩肠,止血止咳,疗痔。日干为白柿,火干为乌柿,宜用白者。干柿去皮纳瓮中,待生白霜,以霜入粥尤佳。

⑫枳椇粥

慈山参入。按:俗名鸡距子,形卷曲如珊瑚。味甘如枣。《古今注》:名树蜜,除烦清热,尤解酒毒。醉后次早,空腹食此粥颇宜。老树嫩叶,煎汁倍甜,亦解烦渴。

⑬枸杞子粥

《纲目》方:补精血,益精气。按:兼解渴除风,明目安神。谚云:去家千里,勿食枸杞。谓能强盛阳气也。《本草衍义》曰:子微寒,今人多用为补肾药,未考经意。

⑭木耳粥

《鬼遗方》(即《刘涓子鬼遗方》)：治痔。按：桑、槐、楮、榆、柳，为五木耳。《神农本草经》云：益气不饥，轻身强志。但诸木皆生耳，良毒亦随木性，煮粥食，兼治肠红(指大便出血)。煮必极烂，味淡而滑。

⑮小麦粥

《食医心镜》：治消渴。按：兼利小便，养肝气，养心气，止汗。《本草拾遗》曰：麦凉曲温，麸冷面热，备四时之气，用以治热；勿令皮拆，拆则性热，须先煮汁，去麦加米。

⑯菱(菱角)粥

《纲目》方：益肠胃，解内热。按：《食疗本草》曰：菱不治病，小有补益，种不一类。有野菱生陂塘中，壳硬而小，曝干煮粥，香气较胜。《左传》：屈到嗜芰，即此物。

⑰淡竹叶粥

慈山参入。按：春生苗，细茎绿叶似竹，花碧色，瓣如蝶翅；除烦热，利小便，清心。《纲目》：淡竹叶煎汤煮饭,食之能避暑。煮饭曷若煮粥尤妥(言煮粥更好)。

⑱贝母粥

《资生录》:化痰、止嗽、止血,研入粥。按:兼治喉痹目眩及开郁,独颗生者有毒。《诗(经)》云:言采其虻。虻本作薗(méng)。《尔雅》:薗,贝母也。诗本不得志而作,故曰采虻,为治郁也。

⑲竹叶粥

《奉亲养老书》:治内热、目赤、头痛,加石膏同煮,再加砂糖。此即仲景竹叶石膏汤之意。按:兼疗时邪发热,或单用竹叶煮粥,亦能解渴除烦。

⑳竹沥粥

《食疗本草》:治热风。又《寿世青编》:治痰火。按:兼治口疮、目痛、消渴,及痰在经络四肢,非此不达。粥熟后加入。《本草补遗》曰:竹沥清淡,非助姜汁不能行。

㉑牛乳粥

《千金翼(方)》:白石英、黑豆饲牛,取乳作粥,令人肥健。按:兼健脾,除疸黄。《本草拾遗》:水牛胜黄牛(按:应为黄牛胜水牛)。又芝麻磨酱,炒面煎茶加盐和入乳,北方谓之面茶,益老人。

㉒鹿肉粥

慈山参入。关东有风干鹿肉条,酒微煮,碎切作粥,极香美;补中益气力,强五脏。《寿世青编》曰:鹿肉不补,反痿人阳。按:《别录》(即《名医别录》)指茸能痿阳,盖因阳气上升之故。

㉓淡菜粥

《行厨纪要》:止泄泻,补肾。按:兼治劳伤,精血衰少,吐血肠鸣腰痛。又治瘿,与海藻同功。《刊石药验》曰:与萝卜或紫苏、冬瓜,入米同煮,最益老人,酌宜用之。

㉔鸡汁粥

《食医心镜》:治狂疾,用白雄鸡。又《奉亲养老书》:治脚气,用乌骨雄鸡。按:兼补虚养血。巽为风为鸡,风病忌食。陶弘景《真诰》曰:养白雄鸡可辟邪,野鸡不益人。

㉕鸭汁粥

《食医心镜》：治水病垂死，青头鸭和五味，煮粥。《禽经》曰：白者良，黑者毒；老者良，嫩者毒。（按：此处的两个毒字有不良之意。）野鸭尤益病，忌同胡桃、木耳、豆豉食。

㉖海参粥

《行厨记要》：治痿，温下元。按：滋肾补阴。《南闽记闻》言捕取法：令女人裸体，入水即争逐而来，其性淫也；色黑入肾，亦从其类。先煮烂细切入米，加五味。

㉗白鲞粥

《遵生八笺》：开胃悦脾。按：兼清食，止暴痢腹胀。《尔雅翼》曰：诸鱼干者皆为鲞，不及石首鱼，故独得白名。《吴地志》曰：鲞字从美下鱼，煮粥加姜豉。（《老老恒言·卷五》）

{专家点评}

曹庭栋认为，凡气味口感逊于上品者，称之为中品粥疗方，共计二十七首。其中诸如山药粥、赤小豆粥、龙眼肉粥、大枣粥、枸杞子粥、木耳粥、贝母粥、牛乳粥、海参粥等,至今仍很适合于老年人服食。在此特别要向老年朋友推荐木耳粥,木耳性平味甘,能补气养血,润肺益胃,通利肠道,止咳止血,既能降脂减肥,又有助于降低血压,乃至防癌抗癌。无论普通木耳,还是外形粗大的毛木耳,洗净切碎,煮之极烂,与大米尤其是与荞麦或燕麦等合煮成粥,食之十分有益,常食特别对防治高脂血症有奇效;对防治心脑血管病和糖尿病等,亦很有帮助。

3.下品粥疗方三十七首

①酸枣仁粥

《圣惠方》:治骨蒸不眠。水研滤汁,煮粥候熟,加地黄汁再煮。按:兼治心烦,安五脏,补中益肝气。《刊石药验》云:多睡生用,便不得眠;炒熟用疗不眠。(言酸枣仁生用可治嗜睡,炒熟用则治失眠。)

②车前子粥

《肘后方》(《肘后备急方》):治老人淋病,绵裹入粥煮。按:兼除湿,利小便,明目,亦疗赤痛,去暑湿,止泻痢。《服食经》云:车前一名地衣,雷之精也。久服身轻,其叶可为蔬。

③肉苁蓉粥

《陶隐居药性论》:治劳伤精败面黑。先煮烂,加羊肉汁和米煮。按:兼壮阳,润五脏,暖腰膝,助命门相火。凡不足者,以此补之,酒浸,剥去浮甲,蒸透用。

④牛蒡根粥

《奉亲养老书》:治中风口目不动,心烦闷。用根曝干,作粉入粥,加葱椒五味。按:兼除五脏恶气,通十二经脉,冬月采根,并可作菹甚美。

⑤郁李仁粥

《独行方》:治脚气肿,心腹满,二便不通,气喘急。水研绞汁,加薏苡仁入米煮。按:兼治肠中结气,泄五脏,膀胱急痛。去皮,生蜜浸一宿,漉出用。

⑥大麻仁粥

《肘后方》(《肘后备急方》):治大便不通。又《食医心镜》:治风水腹大,腰脐重痛,五淋涩痛。又《食疗本草》:去五脏风,润肺。按:麻仁润燥之功属多,去壳煎汁煮粥。

⑦榆皮粥

《备急方》(《肘后备急方》):治身体暴肿。同米煮食,小便不利立愈。按:兼利关节,疗邪热,治不眠。初生荚仁,作糜食尤易睡。嵇康《养生论》谓榆令人瞑也。捣皮为末,可和菜菹食。

⑧桑白皮粥

《三因方》:治消渴,糯谷炒拆白花同煮。又《肘后方》治同。又兼治咳嗽吐血,调中下气,采东畔嫩根,刮去皮,勿去涎,炙黄用。其根出土者有大毒。

⑨麦门冬粥

《南阳活人书》:治劳气欲绝,和大枣、竹叶、炙草(炙甘草)煮粥。又《寿世青编》:治嗽及反胃。又兼治客热口干心烦。《本草衍义》曰:其性专泄不专收,气弱胃寒者禁服。

⑩地黄粥

《臞仙神隐书》:利血生精,候粥熟再加酥蜜。按:

兼凉血生血,补肾真阴。生用寒,制熟用微温,煮粥宜鲜者,忌铜铁器。吴旻《山居录》云:"叶可作菜,甚益人。

⑪吴茱萸粥

《寿世青编》:治寒冷、心痛、腹胀。又《千金翼(方)》:酒煮茱萸,治同此。加米煮,检开口者,洗数次用。按:兼除湿、逐风、止痢。周处《风土记》:(九月)九日以茱萸插头,可避恶。

⑫常山粥

《肘后方》:治老年久疟。秫米(粘高粱)同煮,未发时服。按:兼治水胀,胸中痰结,截疟乃其专长,性暴悍,能发吐。甘草拌蒸数次,然后同米煮,化峻厉为和平也。

⑬白石英粥

《千金翼方》服石英法:捶碎水浸澄清,每早取水煮粥,轻身延年。按:兼治肺痿、湿痹、疸黄,实大肠。《本草衍义》曰:攻疾可暂用,未闻久服之益。

⑭紫石英粥

《备急方》:治虚劳惊悸。打如豆,以水煮取汁作粥。按:兼治上气,心腹痛,咳逆邪气,久服温中。盖上能镇心,重以去怯也;下能益肝,湿以去枯也。

⑮慈(磁)石粥

《奉亲养老书》:治老人耳聋。捶末绵裹,加猪肾煮粥。《养老书》又方:同白石英,水浸露地,每日取水作粥,气力强健,颜如童子。按:兼治周痹风湿,通关节,明目。

⑯滑石粥

《圣惠方》:治膈上烦热。滑石煎水,入米同煮。按:兼利小便,荡胸中积聚,疗黄疸、石淋、水肿。《炮炙论》曰:凡用研粉,牡丹皮同煮半日,水淘曝干用。

⑰白石脂粥

《子母秘录》:治水痢不止,研粉和粥,空心服。按:石脂有五种,主治不相远,涩大肠、止痢居多。此方本治小儿弱不胜药者,老年体气虚羸亦宜之。

⑱葱白粥

《小品方》:治发热头痛。连须和米煮,加醋少许,取汗愈。又《纲目》方:发汗、解肌,加豉。按:兼安中,开骨节,杀百药毒,用胡葱良,不可用蜜食,壅气害人。

⑲莱菔粥

《图经本草》:治消渴。生捣汁煮粥。又《纲目》方:宽中下气。按:兼消食去痰,止咳治痢,制面毒。皮有紫白二色,生沙壤者大而甘,生瘠地者小而辣,治同。

⑳莱菔子粥

《寿世青编》:治气喘。按:兼化食,除胀,利大小便,止气痛。生能升,熟能降;升则散风寒,降则定喘咳。尤以治痰、治下痢后重有殊绩。水研滤汁加入粥。

㉑菠菜粥

《纲目》方:和中润燥。按:兼解酒毒,下气止渴,根尤良,其味甘滑。《儒门事亲》云:久病,大便涩滞不通,及痔漏,宜常食之。《唐会要》:尼波罗国献此菜,为能益食味也。

㉒甜菜粥

《唐本草》:夏月煮粥食,解热,治热毒痢。又《纲目》方:益胃健脾。按:《学圃录》:甜本作恭,一作君荙菜,兼止血,疗时行壮热。诸菜性俱滑,以为健脾,恐无验。

㉓秃菜根粥

《全生集》:治白浊。用根煎汤煮粥。按:《本草》不载,其叶细于地黄叶,俗名牛舌头草,即野甜菜。味微涩,性寒,解热治癣。《鬼遗方》云:捣汁熬膏药贴之。

㉔芥菜粥

《纲目》方:豁痰避恶。按:兼温中止嗽,开利九窍,其性辛热,而散耗人真元。《别录》谓能明目,暂时之快也。叶大者良,细叶有毛者损人。

㉕韭菜粥

《食医心镜》:治水痢。又《纲目》方:温中暖下。按:兼补虚壮阳,治腹冷痛。茎名韭白,根名韭黄。

《礼记》谓韭为丰本,言美在根,乃茎之未出土者。治病用叶。

㉖韭子粥

《千金翼》:治梦泄遗尿。按:兼收腰膝,治鬼交甚效,补肝及命门,疗小便频数。韭乃肝之菜,入足厥阴经。肝主泄,肾主闭,止泄精,尤为要品。

㉗苋菜粥

《奉亲养老书》:治下痢。苋菜煮粥,立效。按:《学圃录》:苋类甚多,常有者白、紫、赤三种。白者除寒热,紫者治气痢,赤者治血痢,并利大小肠。治痢初起为宜。

㉘鹿肾粥

《日华本草》:补中安五脏,壮阳气。又《圣惠方》:治耳聋。俱作粥。按:肾,俗名腰子,兼补一切虚损。麋类鹿,补阳宜鹿,补阴宜麋。《灵苑记》:有鹿补阴麋补阳之说,非。

㉙羊肾粥

《饮膳正要》:治阳气衰败,腰脚痛。加葱白、枸杞叶,同五味煮汁,再和米煮。又《食疗心镜》:治肾虚精竭。加豉汁、五味煮。按:兼治耳聋、脚气,方书每用为肾经引导。

㉚猪髓粥

慈山参入。按:《养老书》猪肾粥加葱,治脚气。《肘后方》:猪肝粥加绿豆,治溲涩。皆罕补益,肉尤动风,煮粥无补。《丹溪心法》:用脊髓治虚损补阴,兼填骨髓,入粥佳。

㉛猪肚粥

《食医心镜》:治消渴饮水。用雌猪肚,煮取浓汁,加豉作粥。按:兼补虚损、止暴痢,消积聚。《图经本草》曰:四季月(即季春、季夏、季秋、季冬)宜食之。猪,水畜,而胃属土,用之以胃治胃也。

㉜羊肉粥

《饮膳正要》:治骨蒸久冷。山药蒸熟,研如泥,同肉下米作粥。按:兼补中益气,开胃健脾,壮阳滋肾,疗寒疝。杏仁同煮则易糜,胡桃同煮则不腻,铜器煮损阳。

㉝羊肝粥

《多能鄙事》：治目不能远视。羊肝碎切,加韭子炒研,煎汁下米煮。按:兼治肝风虚弱目赤,久病后失明。羊肝能明目,他肝则否,青羊肝尤验。

㉞羊脊骨粥

《千金食治方》：治老人胃弱。以骨捶碎,煎取汁,入青粱米煮。按:兼治寒中羸瘦,止痢补肾,疗腰痛。脊骨通督脉,用以治肾,尤有效。

㉟犬肉粥

《食医心镜》：治水气鼓胀。和米烂煮,空腹食。按:安五脏,补绝伤,益阳事,厚肠胃,填精髓,暖腰膝。黄狗肉尤补益虚劳。不可去血,去血则力减,不益人。

㊱麻雀粥

《食治通说》：治老人羸瘦,阳气乏弱。麻雀炒熟,酒略煮,加葱和米作粥。按:兼缩小便,暖腰膝,益精髓。《食疗本草》曰:冬三月食之,起阳道。李时珍曰:性淫也。

㊲鲤鱼粥

《寿域神方》:治反胃。童便浸一宿,炮焦煮粥。又《食医心镜》:治咳嗽气喘,用糯米。按:兼治水肿、黄疸,利小便。诸鱼唯此为佳。风起能飞越,故又动风,风病忌食。

右(上)煮粥方上、中、下三品,共百种,调养治疾,二者兼具。皆所以为老年也,毋使轻投攻补耳。前人有食疗、食治、食医及《服食经》《饮膳正要》诸书,莫非避峻厉以就和平也。且不独治疾宜慎,即调养亦不得概施。如人参粥亦见李绛《手集方》,其为大补元气,自不待言,但价等于珠,未易供寻常之一饱,听之有力者,无庸搀入以备方。此外所遗尚多,岂仅气味俱劣之物。亦有购

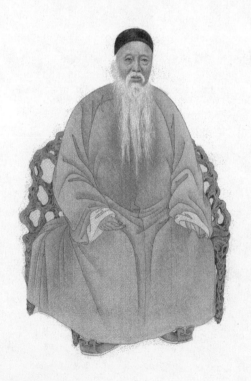

觅难获之品,徒矜博采,而无当于用,奚取乎?

兹撰竹谱,要皆断自臆见,合前四卷,足补老年之颐养。吾之自老其老,恃此道也。乃或传述及之,不无小裨于世。谬妄之讥,又何敢辞!(《老老恒言·卷五》)

### {专家点评}

依曹庭栋所述,凡粥疗方"重浊者定为下品"。在下品三十七方中,有的是先用矿物药煮水再与大米一起熬粥,如白石英粥、紫石英粥、慈石粥、滑石粥、白石脂粥等,而矿物药自然属重浊之列;也有一些是动物性食品,其补益作用较为厚重;还有一部分是植物性食品或药品,其性味功效亦较突出。特别是运用某些动植物食品或药品与大米等合煮成粥,确实具有较高的保健价值。其中如酸枣仁粥、大麻仁粥、菜菔子粥、韭子粥、猪肚粥、羊肉粥、羊肝粥、羊脊骨粥、鲤鱼粥等,颇适合于老年人服食。例如老年人视力差,患眼病者居多,可选食羊肝粥最为适宜。在所有富含维生素A的食物中,当以羊肝为冠军,其所含维生素 A 相当于猪肝的 5 倍。又如老年人睡眠质量差,其中不少人患有失眠症,便可选食酸枣仁粥,能够获得良好的安眠效果。再如老年人患大便秘结者更是多见,上述大麻仁粥就很适宜服用,此粥的润肠通便效果较佳。由此可知,所谓下品粥,绝非功效较差之意,其中有的功效堪称是上等的。

曹氏最后指出,他之所以辑录这一百首粥疗方,总的要求是尽力做到"调养治疾,二者兼具"。既要有助于防治疾病,又要有利于延年益寿。正如他自己所说:"吾之自老其老,恃此道也。"可见他把经常食粥看得很重,是把它当作健身防病和颐养天年的重要手段来对待的。

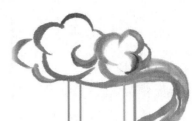

三 老人的居室与日常用具

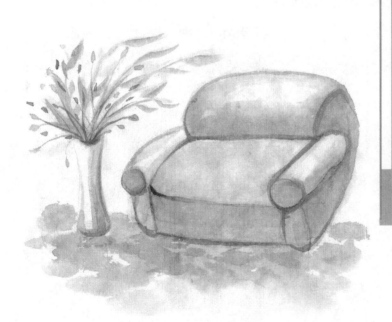

## （一）书室

### ⦃名著选录⦄

学不因老而废，流览书册，正可借以遣闲，则终日盘桓，不离书室。室取向南，乘阳也……室中当户，秋冬垂幕，春夏垂帘，总为障风而设。晴暖时，仍可钩帘卷幕，以挹阳光。《内经》曰："风者，百病之始也。"又曰："古人避风，如辟矢石焉。"其危词相儆如此，当随时随地，留意避之。

三秋凉气尚微，垂幕或嫌其密，酌疏密之中，以帘作里，蓝色轻纱作面，夹层制之。日光掩映，葱翠照入几榻间。许丁卯诗所谓"翠帘凝晚香"也。可以养天和，可清心目。

每日清晨，室中洞开窗户，扫除一遍。虽室本洁净，勿暂辍，否则渐生故气。故气即同郁蒸之气，入于口鼻，有损脾肺。脾开窍于口，肺开窍于鼻也。古人扫必先洒水，湿日积，似亦非宜。严冬取干雪洒地而扫，至佳。常时用木屑微润以水，亦能粘伴尘灰，不使飞扬，则倍加洁净。

卑湿之地不可居。《内经》曰："地之湿气,感则害皮毛筋脉。"砖铺年久,即有湿气上侵,必易新砖。铺以板,则湿气较微。板上亦可铺毯,不但举步和软,兼且毯能收湿。《春秋左氏传》晋平公疾,秦伯使医和视之,有雨淫腹疾之语。谓雨湿之气,感而为泄泻,故梅雨时,尤宜远湿。

南北皆宜设窗,北则虽设常关,盛暑偶开,通气而已。渊明常言五六月中,北窗下卧,遇凉风暂至,自谓是羲皇上人。此特其文辞佳耳,果如此,入秋未有不病者,毋为古人所愚。(《老老恒言·卷三》)

**{帮您解读}**

学习不能因为年老而废弃,浏览图书文献,正可借以排遣清闲时光,要想整天都有逗留之处,那就离不开书房。书屋应是向南的房间,乘着有较旺的阳气……室中对着窗户的地方,秋冬季节垂下幕布,春夏时节垂下窗帘,总之是为了挡风而设置的。晴天暖日,仍然可钩挂窗帘而卷起幕布,以便获取阳光。《黄帝内经》说:"风是百病的根源。"又说:"古人躲避风,就像躲避弓箭石弹一般。"要注意这些危险的警告话语,当随时随地留意避免邪风侵袭。

秋季三个月凉气尚微时,垂下幕布也许嫌它过于密闭,要想疏密适中,可用帘子做里层,用蓝色的轻纱做外层,做成夹层的窗帘,日光掩映,带着葱绿翠色照射到书案便榻之间。许丁卯诗句所说"翠帘凝晚香",讲的就是这种境况。这就可以颐养天和,使人清心悦目。

每天早晨,书房的全部窗户都要打开,好好打扫一遍,哪怕本来很清洁,也不要暂时停止,否则就会渐渐产生陈旧的浊气。陈旧的浊气与郁积的蒸发之气相同,进入口鼻之中,有损于脾肺二脏。因脾脏开窍于口,而肺脏开窍于鼻。古人扫地必定先洒些水,湿气一天天积累,似乎并不适宜,严寒的冬天取干雪洒地再打扫,才是最好的。平时采用木屑微微洒些水加以湿润,也能黏附地面灰尘之类,不使它飞扬起来,就能加倍保持整洁干净。

低湿的地方不可居住。《黄帝内经》说:"地上的湿气,感受它就损害皮肉筋脉。"地上铺砖年月久了,就有湿气上侵,必须改换新砖,砖上铺以木板,就可减少湿气。木板上也可铺地毯,不但行走起来柔软,而且地毯也能吸收湿气。《左传·昭公元年》记载晋平公生病,秦景公使医和前往晋国诊视,便有雨淫腹疾的说法。是说雨湿之气,感受后会发生便溏泄泻,所以在梅雨时节,尤其应当远离湿邪。

书房的南北两面都应开设窗户,北窗虽设却经常关闭,盛暑时节偶尔打开,流通空气罢了。晋代诗人陶渊明曾说农历五六月间,在北窗之下躺卧,遇到凉风暂时吹来,自己好比生活在上古的伏羲氏时代那么自在痛快。这只是文句很美而已,如果真正那样做,到了秋天没有不生病的。可不要被古人愚弄啊!

### 〖专家点评〗

上面节选了曹氏《书室》篇中的几段文字。作者认为,老年人要有一间好的书房,作为自己活动的中心,每天以阅读及书画等文化活动来消遣和取乐。书房须是南屋,阳光充足,窗户南北对流,空气清新。窗帘帷幕不可缺少,以便调节室内的亮度和温度。书房要保持干燥,不可潮湿。书房必须每天清晨打扫,保持室内干净整齐。特别提到,老人夏天不可在北窗之下贪风纳凉,一旦被风邪所中,必定成为致病因素。诸如此类的论述,至今仍然具有参考价值。

## (二)书几

### {名著选录}

几犹案也桌也,其式非一。书几乃陈书册、设笔砚、终日坐对之几,长广任意,而适于用者,必具抽替(屉)二三,以便杂置文房之物。抽替不可深,深不过二寸许,太深未免占地位,坐必碍膝。或左右作抽替,而空其坐处,则深浅俱可。

檀木、樱木,作几极佳。但质坚不能收湿,梅雨时往往蒸若汗出,唯香楠无此弊。或以漆微揩之,其弊仍不免矣。有黑漆退光者,杜少陵诗所谓"拂拭乌皮几"是也。口鼻呼吸,几面即浮水气,着手有迹,粘纸污书,不堪书几之用。

几上文具罗列,另以盘陈之,俗称多陈盘。或即于几边上作矮栏,勿雕饰,高不过寸,前与两旁,三面相同,其两旁栏少短,仅及几之半,则手无障碍。以此杂陈文具,得有遮拦,较胜于盘。

大理石、肇庆石,坚洁光润,俱可作几面,暑月宜之。又有以洋玻璃作几面,檀木镶其边,锡作方池承其下,养金鱼及荇藻于其中,静对可以忘暑。冬月以毯铺几,非必增暖,但使着手不冷,即觉和柔适意。苏子由诗:"细毯静几读文史。"《汉旧仪志》云"冬月加绨锦于几",谓之绨几,则铺毯便可谓之毯几。夏月铺以竹席。《书·顾命》曰"数重笋席",注:竹席也。古设以坐,今铺于几,取其凉滑,缘以边,边下垂檐数寸,乃不移动,亦可为几饰。

《记玉藻》曰:"君子居恒当户。"谓向明而坐也。凡设书几,向南,偏着东壁为当。每有向南之室,设书几向西者,取其作字手迎天光,此又随乎人事之便,位置之宜,非必泥古。予旧有自题书室诗:"罗薛缘墙松倚天，园居爱此最幽偏，面西一几南窗下，三十年来坐榻穿。"忆予春秋二十有八，始起居此室，自今计之，几五十年，几榻未尝少更也。

几下脚踏矮凳，坐时必需。凳之制，大体面作方棱，仅供脚踏而已，当削而圆之，宽着其两头，如辘轳可以转动。脚心为涌泉穴，俾踏处时时转动，心神为之流畅，名滚脚凳。或几足下，四周镶作辘轳式，宽如几面，更觉踏处舒展。(《老老恒言·卷三》)

{帮您解读}

几就是案或桌子，式样并非一种。书几乃放置书册、陈设笔砚、整天对坐的几案，长度和宽度可随意。而要适合于实用的话，必须具备两三个抽屉，以便放置各种文具之类。抽屉不可太深，深不过二寸左右，太深了不免占去下面的空间，坐起来必定妨碍屈膝伸腿，或者可在左右两面做抽屉，而把坐的部位空出来，那就不论深浅均可。

用檀木或樱木做书几非常好，但质地坚硬不收水湿，梅雨时节往往蒸发得如同出汗一般，只有香楠木没有这种毛病。或者用漆微微涂擦一遍,其毛病仍然不可避免。有一种黑漆能退光,杜甫诗句所说"拂拭乌皮几"就是这样。口鼻进行呼吸,几面便浮现水气,用手一摸即留有痕迹,纸被黏而书被污,这就不能当作书几使用。

书几上罗列文具,另外用盘子陈放,俗称为多陈盘。或者在书几边上制作矮矮的护栏,不要雕饰,高不过一寸左右,前面与两旁,三面边栏的格式相同,只是两旁的边栏稍短一些,只相当于几长的一半,手在几面上活动就没有障碍了。凭借这一点放置各种文具,有边栏护着,更是胜过多陈盘。

云南所产大理石和广东所产肇庆石,坚硬洁净,光亮润泽,均可用来做书几面,适宜于暑热天使用。又有人用玻璃做书几面,用檀木来镶其几边,用锡做成方池承接在下面,其中养些金鱼和水草之类,静静地观望可以忘掉暑热。冬季用毛毯铺在几面上,并非一定要增加暖和,但能使手感到不冷,便觉得柔和适意。宋代苏辙有诗句说:"细毯净几读文史。"《汉旧仪志》说"冬月加绨锦于几",就叫做绨几;那么铺上毛毯便可称为毯几。夏季在书几上铺以竹席。《书经·顾命》说:"数重笋（多层竹笋皮）席。"注解说就是竹席。古代用竹席铺座位,现今用来铺书几,取其凉爽润滑之意。席的四周做成边缘,向下垂檐数寸,使竹席不易移动,也可当作书几的装饰物。

《礼记·玉藻》说:"君子住在室内经常面对窗户。"是说要面向明亮之处而坐。大凡陈设书几,应朝向南面,偏附于东壁较为恰当。往往有朝向南面的房间,陈设书几有偏靠西墙的,取其写字可迎向天然光亮, 这又在于顺从各人的意愿而取其方便,不必拘泥于古人之说。我曾经写过一首自题书室诗:"罗薜缘墙松倚天,园居爱此最幽偏,西南一几南窗下,三十年来坐榻穿。"回忆我二十八岁的时期,开始居住在这间书房里,从今天推算起来,几乎快五十年了,书几和简便的床榻很少有过更改。

书几之下要有一条踏脚的矮凳,这是坐下时所必需的。凳的制作格式,大体上凳面作方椊(格子),只要能够踏脚就可以了,将它削成圆形,两头比较宽,好像辘轳可以转动一样。脚心为涌泉穴,踏着该穴使之时时转动,心神因此通顺流畅,名叫滚脚凳。或者在书几的脚下,四周都镶成辘轳式,宽度与桌面相似,更觉得脚踏起来很舒适。

### ﹛专家点评﹜

书几本是供人读书或写作、绘画的家具,也是平时工作、学习、生活所不可或缺的。经作者精心设计,使之发挥多种功能,以便为怡情养性和健身防病提供帮助。虽属日常生活之论,却同样对老年朋友很有启示。

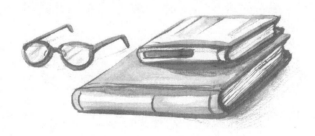

### (三)卧房

**名著选录**

室在旁曰房……故卧须旁室。老年宜于东偏生气之方,独房独卧,静则神安也……《易》言君子洗心以退藏于密,卧房为退藏之地,不可不密,冬月尤当加意。若窗若门,务使勿通风隙。窗阖处必有缝,纸密糊之。

卧房暗则能敛神聚气,此亦阴阳家之说。《易·随卦》之象辞曰:"君子以晌晦入宴息。"卧房必晌晦而后入,本无取乎垲爽,但老年人有时起居卧房,暗则又非白昼所宜。但勿宽大,宁取垲爽者,或窗外加帘,酌明暗而上下之也可。

房开北牖,疏棂作窗,夏为宜,冬则否,窗内须另制推板一层以塞之。《诗·豳风》云:"塞向墐户。"注曰:向,北出牖也。北为阴,阴为寒所从生,故塞以御之也。冬以板铺地平诚善,入夏又嫌隔住地气,未免作热。置矮脚凳数张,凳面大三四尺,量房宽窄,铺满于中,即同地平板。夏月去凳,亦属两便。卧房与书室并宜之。

长夏日晒酷烈,及晚尚留热气,风即挟热而来。故卧房只宜清晨洞启窗户,以散竟夜之郁闷,日出后俱必密闭。窗外更下重帏遮隔,不透微光,并终日毋令人入,人气即致热也。盖热皆从外至,非内生耳。入寝时,但卷帏,亦勿开窗,枕簟胥含秋意。

楼作卧房,能杜湿气,或谓梯级不便老年。《华佗导引论》曰:"老年筋缩足疲,缓步阶级,以展舒之。"则登楼正可借以展舒。谚又有"寒暑不登楼"之说。天寒所畏者风耳,如风无漏隙,何不宜之有?即盛夏但令窗外遮蔽深密,便无热气内侵。

北方作地炕,铺用大方砖,执起四角,以通火气。室之北壁,外开火门,熏令少热,其暖已彻昼夜。设床作卧所,冬寒亦似春温,火气甚微,无伤于热,南方似亦可效。(《老老恒言·卷四》)

**帮您解读**

居室位于正厅的旁边叫做房……所以卧室是在旁边的。老年人适宜于住在东边偏有生发之气的地方,单独居住睡卧,寂静就会精神安定……《易经》说君子要洗洁心灵而退藏于密室,卧房就是退藏之地,不可不密,冬季时节尤其要加倍注意。例如窗户和门,务必不使留下缝隙透风。窗户的开关部位必定有缝,当用纸密糊起来。

卧房暗一点就能使神气聚敛,这也是阴阳家的说法。《易经·随卦》的象辞说:"君子当以白昼过完转入黑夜才能安定休息。"卧房必定要等到天黑入夜之后才能进入,本来不必高而爽朗,但老年人有时全天生活在卧室,太暗了又不适宜白天活动。只要不太宽大,宁可取其高而爽朗,或者在窗外加上帘子,斟酌明暗作上下调整就可以了。

卧室朝北开窗户,疏作窗棂,夏天合适,冬天不宜,窗内必须另外制造推板一层塞填起来。《诗经·豳风》说:"塞向墐户"。注解说:向即北面的窗户。北边属阴,阴是寒气产生的源头,所以要塞住北窗来抵御寒风。冬天用木板将地铺平诚然很好,进到夏季又嫌隔住了地气,难免产生热气。可以设置矮脚凳多条,凳面大三四平方尺,计量房间的长度和宽度,铺满在卧房中间,便可等同于地板。到了夏天再去掉凳子,亦属寒暑两便。卧房与书室均这样做也很适宜。

长夏时节阳光照射酷烈,到了晚上尚且留下热气,风也会挟着暑热而来。因此卧房只宜清早打开窗户,以便散尽整个夜晚的郁闷之气。等太阳出来之后都必须紧密关闭,窗外也应放下一层层的帷幕予以遮隔,不让微光透过,并且整天不许人进入到房间中去,人气就是热气。大概热气都从外面进来,并非是内生的。等到入室就寝时只卷起帷幕,也不要开窗,枕头和竹席都将含有秋凉之意。

高楼做卧房,能杜绝湿气。有人说登爬楼梯老年人很不方便。《华佗导引论》说:"老年人筋脉萎缩而脚易疲劳,缓步登爬台阶,以便舒展筋脉。"那么登楼正好可借以舒展筋脉。谚语又有"寒暑不登楼"的说法。寒天所惧怕的是风,如果室内没有漏隙透风,登楼起卧又有什么不适合的呢?即使是盛夏时节,只要窗外遮蔽得严密,就不会有热气内侵。

北方人建造地炕,用大方砖铺着,将四角垫起,以便通畅火气。居室的北面墙壁,外开一个火门,用火熏蒸使之稍稍加热,昼夜都能充满暖气。设置床铺做卧室,寒冬时节也像春天般的温暖,火气较微,不会伤于热气,南方人似乎也可以效法。

## 专家点评

本篇就老年人卧室的位置方向,大小高低,内外结构,室内陈设繁简,温度、湿度、通风度、明暗度的调控,一一作了论述,有的颇有创见。认为老人应挑选靠近东边朝南的房间居住,最好住楼房,室内要能见到阳光,冬暖夏凉;窗户对流,空气清新(但文中过于强调夏天关窗闭户隔热,这会妨碍空气对流,并不可取);地面干爽,防止潮湿,若住平房,可铺满小板凳隔离湿气;室内明暗要适度,采光及时予以调整;要能保暖,防止风寒侵袭。曹氏是南方人,在冬天取暖方面,主张效法北方烧炕的方法。这些看法在当时来说,是很有创见的,因而是很可取的。

## (四)床

### {名著选录}

《记内则》云:"安其寝处。"安之法,床为要。服虔《通俗文》曰:"八尺曰床。"故床必宽大,则盛夏热气不逼。上盖顶板,以隔尘灰,后与两旁,勿作虚栏,镶板高尺许,可遮护汗体。四脚下周围,板密镶之,旁开小门,隆冬置炉于中,令有微暖;或以物填塞,即冷气勿透。板须可装可卸,夏则卸去。床边上作抽屉一二,便于置物备用。

安床着壁,须杉木板隔之。杉质松,能敛湿气,若加油漆,湿气反凝于外。头卧处近壁,亦须板隔,否则壁上湿蒸,验之帐有微气,人必受于不觉。《竹窗琐语》曰:黄梅时,以干栎灰置床下,堪收湿,晴燥即撤去,卧久令人病喑。

床低则卧起俱便,陆放翁诗所谓"绿藤水纹穿矮床"也。如砖地安床,恐有地气暗吹,及湿气上透,须办床垫,称床大小,高五六寸,其前宽二尺许,以为就寝伫足之所。今俗有所谓踏床者,床前另置矮凳,既有床垫,踏床可省。

暖床之制,上有顶,下有垫,后及两旁,俱实板作门。三面镶密,纸糊其缝,设帐于内,更置幔遮于帐前,可谓深暖至矣。入夏则门亦可卸,不碍其为凉爽也。今俗所谓暖床,但作虚栏绕之,于暖之义奚取?《说文》曰:簟,竹席也。昌黎诗云"卷送八尺含风漪"是也。今以木镶方匡,或棕穿,或藤穿,通谓之簟。窃意温凉异候,床不得屡易,簟则不妨更换。夏宜棕穿者,取其疏;冬宜藤穿者,取其密。陕西有以牛皮绷若鼓,作冬月卧簟,尤能隔绝冷气。

盛夏暂移床于室中央,四面空虚,即散烦热,楼作卧室者更妥。窗牖不可少开,使微风得入卧所。凡室有里外间者,则开户以通烦闷之气,户之外,又不嫌窗牖洞达矣。(《老老恒言·卷四》)

{ **帮您解读** }

《礼记·内则》说:"安其寝处。"卧的方法,床铺极其重要。东汉经学家服虔在《通俗文》中说:"八尺曰床。"因此床必须宽大,盛夏时节就不会有热气相逼。床的上部盖着顶板，以便隔绝灰尘，后面与两旁，不要做空宽的虚栏，应镶上尺把高的木板，可以遮护出汗的身体。床的四脚周围，用木板密镶起来，旁边开个小门，严寒的冬天可设置火炉于其中，使之发出微微的暖气；或者填满实物，就不会有冷气透出。木板必须可装又可卸，夏天就卸去。床边上制作抽屉一两个，便于装进物品备用。

安放床铺靠近墙壁，必须用杉木板隔开它。杉木质地疏松，能收敛湿气，如果涂上油漆，湿气反而会凝聚在外。头部枕卧之处靠近墙壁，也必须用木板隔开，否则壁上有湿气蒸腾出来，连帐子上也可验证出有湿气，人体会在不知不觉之中受到湿气的侵害。《竹窗琐语》说：黄梅时节，取干栎木烧成的灰放置在床下，能吸收湿气，晴天干燥即可将栎木灰撤去，睡卧久了使人易患喑哑病症。

床铺低矮则无论睡卧或起床都很方便。宋代陆游诗中所说"绿藤水纹穿矮床"（用绿色藤条穿织成水纹式的矮床），讲的就是这个意思。如果在砖铺的地板上安床,恐怕地上有风暗吹,以及湿气向上透发,必须备办一个床垫,与床的大小相称,高五六寸,其前面宽出二尺左右,以便作为踏脚之用。现今民间有称为踏床(也叫踏板)的东西,在床的前面另外放置矮凳,既然有了床垫,踏床(踏板)也就可以省掉了。

保暖床铺的制作方法,上有床顶,下有床垫,后面及两旁,都用实木板做门,三面都镶得紧密,用纸糊住缝隙。设置帏帷在内,另外加置床幔遮蔽在帐帏之前,可说就可深深地保暖了。进入夏季床的门板可以卸掉,不妨碍获取凉爽。现今民间所说的暖床,只用空格的虚栏围绕起来,又哪能获得保暖功效呢?《说文解字》说:簟,就是竹席。唐代文学家韩愈诗句中所说"卷送八尺含风漪"(送来八尺长可以卷起的水纹竹凉席),讲的就是这个意思。现今用木镶成方框,或穿上棕绳,或穿上藤条,通常都叫做簟。我认为温暖与寒凉气候不同,床铺不能屡次变异,竹席就不妨多次更换。夏季适宜棕绳穿床,取其疏松;冬季适宜木藤穿床,取其紧密。陕西有用牛皮绷抻成鼓状的,用来做冬季的床铺垫席,尤其能够隔绝冷气。

盛夏时节将床铺移置到卧室中央,四面都空着,就能散除烦热。用楼房做卧室更好。窗户不可太少打开,要使微风随时都能吹入卧室。凡卧室有里外间之分的,要把门经常打开,以便流通烦闷的空气,门的外面,又不妨将窗户全部打开。

〖**专家点评**〗

本篇专论老年人的床铺,并引用东汉学者服虔《通俗文》的话说"八尺曰床",认为床铺必须宽大。接着就床铺的制作、结构,具体摆放位置,冬夏寒暑变化如何调整等,一一做了具体论述。力求做到冬天能够防风保暖,夏天便于通风纳凉。床铺四周及地面均应注重防止潮湿,保持干燥,否则湿邪就会成为引起霉变甚或直接致病的因素。篇中特别指出:"安床着壁,须杉木板隔之。杉质松,能敛湿气。"又说:"头卧处近壁,亦须板隔,否则壁上湿蒸……人必受于不觉。"还说："楼作卧室者更妥。窗牖不可少开，使微风得入卧所……开户以通烦闷之气。"诸如此类的论述，至今仍然具有较高的实际参考价值。

## (五)枕

### 〖名著选录〗

《释名》云："枕，检也，所以检项也。"侧曰颈，后曰项。(枕)太低则项垂，阳气不达，未免头目昏眩；太高则项屈，或致作酸，不能转动。酌高下尺寸，令侧卧恰与肩平，即仰卧亦觉安舒。《显道经》曰："枕高肝缩，枕下肺蹇。以四寸为平枕。"……老年独寝，亦需长枕，则反侧不滞一处。头为阳，恶热，即冬月辗转枕上，亦不嫌冷，如枕短卧得热气，便生烦躁。

囊枕之物，乃制枕之要。绿豆皮可清热，微嫌质重；茶叶可除烦，恐易成末。唯通草为佳妙，轻松和软，不蔽耳聪……枕头软者甚多，尽善无弊，殆莫过通草。放翁有"头风便菊枕"之句。菊花香气可清头目，但恐易生蠹虫……按：《本草》柳絮性凉，作枕亦宜，然生虫之弊，尤捷于菊。吴旻《扶寿方》，以菊花、艾叶作护膝。

藤枕，以藤粗而编疏者，乃得凉爽。若细密止可饰观，更加以漆，既不通气，又不收汗，无当于用。藤枕中空，两头或作抽屉

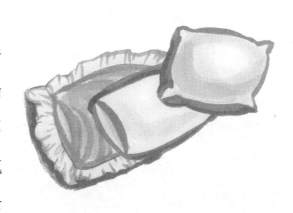

可藏物，但勿置香花于内，以致透脑。《物类相感志》曰："枕中置麝少许，绝恶梦。"麝能通关镇心安神故也。偶用则可，久则反足为累。

侧卧耳必着枕，老年气血易滞，或患麻木，甚且作痛。办耳枕，高不过寸，中开一孔，卧时加于枕，以耳纳入。耳为肾窍，枕此并杜耳鸣、耳塞之患。

凡仰卧腿舒，侧卧两膝交加，有上压下之嫌。办膝枕，小于枕首者，置诸被侧，或左或右，以一膝任意枕之，最适。竹编如枕，圆长而疏漏者，俗谓之竹夫人，又曰竹几，亦以枕膝。东坡诗："闻道床头唯竹几，夫人应不解卿卿。"山谷曰："竹夫人，盖凉寝竹

器,憩臂休膝,似非夫人之职,名以青奴。"有诗云:"我无红袖堪娱夜,只要青奴一味凉。"老年但宜用于三伏时,入秋则凉易侵入,易为膝患。有名竹夹膝者,取猫头大竹,削而光之,置诸寝,其用同于竹夫人。唐·陆龟蒙有诗云:"截得筼筜冷似龙,翠光横在暑天中。"但嫌实不漏气,着体过凉,老年无取。(《老老恒言·卷四》)

{ 帮您解读 }

东汉学者刘熙在《释名》中说:"枕即检束之意,是用来约束颈项的。"脖子的侧面叫颈,后面叫项。枕头太低就会使项下垂,阳气不能畅达,难免引起头目昏眩;枕头太高又会使项弯曲,或者导致酸痛,不能随意转动。要斟酌枕头的高矮尺寸,使之在侧卧时恰好与肩齐平,即使是仰卧也会感到安稳舒适。《显道经》说:"枕头高了肝受挤压,枕头低了肺气不畅,以四寸高为平枕。"……老年人单独寝卧,也需要长枕头,头部转动就不会停滞在一处。头部属阳,厌恶高热,即使是冬季在长枕上转动,也不怕冷。如果枕头太短,睡卧时就会积聚热气,便使人产生烦躁情绪。

装枕头的充填物,乃制造枕头最为重要的一环。绿豆皮可以清热,稍嫌它质量过重;茶叶可以消除烦闷,恐怕容易压成碎末。只有通草最好,质地轻松而又和软,不会损伤耳朵听力……柔软的枕头较多,尽善尽美而无弊病的,大概没有什么可以超过通草的。南宋陆游有"头风便菊枕"(头痛适合于睡菊花枕)的诗句。菊花的香气可清新头目,只恐怕它容易生虫……按:《本草》书说柳絮性凉,也很适合于做枕头的充填物,然而它容易生虫的毛病,恐怕更要超过菊花。吴旻在《扶寿方》中说,用菊花和艾叶可以做护膝。

藤枕是用粗木藤编织的稀疏枕头,可以获得凉爽。如果织得细密便只能观赏,再加上涂以油漆,既不透气,又不能敛汗,不可使用。藤枕中间空虚,两头也可制作抽屉收藏用品,只是不要把香花放在里边,以致刺激头脑。《物类相感志》说:"枕头中放置少量麝香,可以防止做噩梦。"这是因为麝香能够通关节和镇心安神的缘故。偶尔用一点还可以,若长期使用反而会产生负面影响。

侧卧时耳朵必定挨着枕头,老年人气血容易淤滞,或者易患麻木之症,甚至发生疼痛。可另外备办耳枕,其长度和宽度与枕头相等,高不过寸把,中间开一孔,睡卧时加在枕上,以便将耳朵放入其中。耳朵为肾之外窍,枕着这种耳枕并可杜绝耳鸣、耳塞之类的疾患。

凡仰卧时伸腿,侧卧时左右两膝交加,有上膝压下膝的毛病。备办一个膝枕,比枕头要小,放置在被子旁边,或左或右,将一膝盖任意枕在上边,最为舒适。用竹子编织成枕,又圆又长而且稀疏,民间叫作竹夫人,亦叫竹几,也是用来枕膝的。宋代苏轼有诗句说:"闻道床头有竹几,夫人应不解卿卿(听说床头放置了竹几,这竹夫人该不会懂得卿卿我我的感情)。"宋代诗人黄庭坚说:"竹夫人大概是为寝卧提供凉爽的竹器,让人手臂和膝部得到休息,似乎并非夫人的职责,叫它作青奴好了。"黄氏又有诗句说:"我无红袖堪娱夜,只要青奴一味凉(我没有美女陪伴作夜晚的娱乐,只要青奴能提供凉爽就可以了)。"老年人只宜在三伏天使用竹夫人,到了秋季就容易着凉,容易招致膝部疾患。又有名叫竹夹膝的东西,用猫头大的竹子,削光之后,放置在卧室里,其作用与竹夫人相同。唐代文学家陆龟蒙有诗句说:"截得篔筜冷似龙,翠光横在暑天中。"(砍下篔筜大竹像水中蛟龙那么凉,暑天横放在卧室中能发出翠绿色的光彩。)只嫌大竹太实满不透气,挨着身体太寒凉,对于老年人来说并不可取。

## 〉专家点评〈

上面节录了曹氏关于枕头的论述。篇中就枕头的长短、大小、高矮、制作材料及其充填物等,分别提出了具体要求。枕头要长大,高度要合适,过高或过矮都不行。枕头的充填物也很有讲究,提出绿豆皮、茶叶、柳絮、菊花等均可做枕头充填物,但各有缺点,或质地过重,或易碎,或易生虫,都不太理想。

认为只有通草是最佳的枕头充填物。通草性凉而味甘淡，既能清热利湿，又有通气敛汗的功效，自然比较合适。菊花性凉味甘、苦，能疏风清热，平肝明目，可做枕头充填物。鉴于它容易生虫，若能加入一些辛温散寒止痛杀毒的艾叶，便可防止生虫，并可增强药枕的功效。

由于制作枕头的材料不同，应有季节性的选择，如竹枕之类只适宜于夏季使用。此外篇中还谈到制作耳枕与膝枕的问题，亦可供老年朋友参考。

### (六)杖

{名著选录}

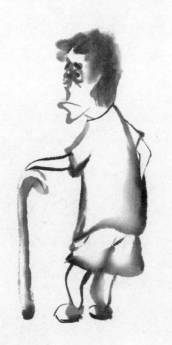

杖曰扶老，既可步履借力，且使手足相顾，行不急躁。其长须高过于头一尺许，则出入门户，俾有窒碍，可以留心检点，虽似少便。荀子曰："便者，不便之谓也。"古人制作，盖有深意在。

《记王制》曰:"五十杖于家,六十杖于乡,七十杖于国,八十杖于朝。"礼所当用,用之可也,毋强作少壮,弃置弗问。

杖用竹,取其轻而易举,故扶杖必曰扶邛,亦曰扶筇。按:邛竹,产蜀之邛州,根有三歧为异。又节高如鹤膝者,出蜀之叙州,为筇竹。竹类不一,质厚始坚,乃当于用。藤亦可为杖,产两广者佳。有谓藤不及竹,其质较重;有谓竹亦不及藤,年久则脆而易折。物无全用,大抵如此。

《周礼》伊耆氏掌王之齿杖,谓赐老者杖也。《后汉书》民年七十授杖,其端以鸠鸟为饰。鸠者,不噎之鸟也。欲老人饮食不噎,即祝哽祝噎之意。尝见旧铜鸠,朱翠斓斑,的是汉时杖头物。盖古以铜为之,窃意琢似玉,雕以香,俱可,非定用铜也。杖之下,须以铜镶,方耐用。短则镶令长二三寸亦可,下必微锐,着地不滑。

近时多用短杖,非杖也,其长与腰齐,上施横干四五寸,以便手执,名曰拐。取梅柘条,老而坚致,天然有歧出可执者为佳。少壮俱携以游山,及行远道,颇借其力。若老年或散步旷野,或闲立庭除,偶一携之。然恒情喜便易而厌委曲,往往用拐不用杖,制作之本意,恐渐就湮也。

杖头下可悬备用物,如阮修以钱挂杖,所谓杖头钱是也。其式以铜圈钉于杖头下,相去约五六寸,物即缚于圈。有以小瓶插时花,为杖头瓶。《抱朴子》曰:"杖悬葫芦,可贮丹药。"又《五岳图》:入山可避魑魅(xiāomèi)。

杖有铭,所以寓劝戒之意,古人恒有之。予尝自铭其竹杖曰:"左之左之,毋争先,行去自到兮,某水某山。"所谓左之者,扶杖当用左手,则右脚先向前,杖与左脚随其后,步履方为稳顺,扶拐亦然。予近得邛竹杖,截为拐,根有三歧,去其一,天然便于手执,恰当邛竹之用。或不与削圆方竹同讥也。取《易·履卦》九二之爻辞,镶于上曰:"履道坦坦,幽人贞吉。"(《老老恒言·卷三》)

## ﹛帮您解读﹜

手杖叫作扶老,既可在步行时借力,而且可以使人手足互相照顾,行走起来不急不躁。它的长度必须高过头顶一尺多,就在出入门户时,使之有障碍之感,可以留心检查一遍,虽然似乎有些不方便。荀子曾说:"方便是由不便转化而来。"古人制作手杖,大概是存有深意的。

《礼记·王制》说:"五十岁时在家中使用手杖,六十岁时在乡里使用手杖,七十岁时在国都使用手杖,八十岁时上朝廷也使用手杖。"礼仪制度规定该用,就可以用,不要勉强地装作少壮康健的模样,而将手杖废弃不用。

手杖用竹制作,取其轻便容易挥举行动。所以扶杖必定叫作扶邛,也叫扶筇。按:邛竹,产在蜀地的邛州(今四川邛崃市),根部有三个叉的为珍异之品。又有一种节高如鹤膝的,出自蜀地叙州(今四川宜宾市),叫作筇竹。竹的种类不同,质地厚的才坚硬,这才适合使用。木藤也可做手杖,以出产于两广的为佳。有说藤不如竹的,因其质地较重;也有说竹不如藤的,年月久了脆而易折断。物品没有十全十美的,大概都是这样。

《周礼》说伊耆氏掌管国王的齿杖(齿即年齿,实指高龄),就是指赐给老人以手杖。《后汉书》说老百姓满七十岁可授予手杖,其顶端用鸠鸟作为装饰之物。斑鸠是吃食不会发生哽噎的鸟,想要老人进食时不噎着,即祝福老人不致发生哽咽之意。我曾见过一个旧铜鸠,红绿颜色而斑斓多彩,确实是汉代的杖头物。大概古代总是用铜制作,我认为用玉石或香木雕琢,都是可以的,并非一定要用铜。在杖的下面,必须镶以铜,才能耐用。短的就镶上二三寸也可以,下端要略微尖锐着地才不会滑溜。

近来大多喜欢用短杖,这就不是原来意义的杖了,其长度与腰相齐,上面放置四五寸长的横干,便于用手抓拿,名叫拐,取梅树和柘树那老而坚硬的枝条做成,天然有分叉而便于手执的最好。少壮之人都携带它游山,以及走远路,颇能借以省力。如果老年人时或在野外散步,或者清闲地站立在庭院台阶之间,偶尔可携着它。然而人之常情喜欢便易而讨厌曲折,每每使用拐而不用杖,制作杖的本意,恐怕渐渐消失了。

杖头下边可悬挂备用的物品,例如晋代士大夫阮修将钱挂在杖头上,名叫杖头钱。其制作方式用铜圈钉在杖头下边,相距五六寸,物件便缚在圈内。有人用小瓶插上时令鲜花,这叫杖头瓶。《抱朴子》说:"杖头悬挂葫芦,里面可贮存丹药。"又《五岳图》说,进入山林可避免妖精鬼怪之害。

杖上刻有铭文,用它来寄托劝诫之意,古人常有这种做法。我曾经在自己的竹杖上刻着铭文说:"左之左之,毋争先,行去自到兮,某水某山。"所谓左之的意思,是说扶杖当用左手,那么右脚先向前跨步,杖和左脚跟随在后,步履才会稳当顺利,扶拐也是这样。我近来获得一根邛竹杖,截短成为拐杖,根部有三个分叉,去掉一个,天然地便于手的抓执,恰好当作邛竹使用。或许不会被讥笑为与将方竹削

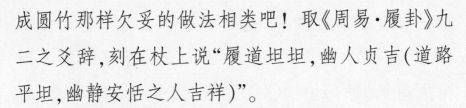

成圆竹那样欠妥的做法相类吧！取《周易·履卦》九二之爻辞，刻在杖上说"履道坦坦，幽人贞吉（道路平坦，幽静安恬之人吉祥）"。

**⟩专家点评⟨**

手杖是老年人行走的重要辅助工具，扶杖也是年迈衰老的标志。我国早在先秦时代就有朝廷赐给老者以齿杖的礼制。本篇就手杖的沿革历史、制作材料、诸多功效等，一一做了论述。曹庭栋说，原来手杖很长，比人身高出许多，可说与"丈"的含义有一定联系。虽说杖太长不大方便，却能处处提醒老人要小心谨慎。后世因嫌其太长，便截去一段而改成了齐腰高的拐杖。曹氏引用历代文献对杖的礼制做了介绍。如引用《礼记·王制》说："五十杖于家，六十杖于乡，七十杖于国，八十杖于朝。"意即五十岁时可在家里用手杖，六十岁时在乡里用手杖，七十岁时可在国都用手杖，八十岁时即使上朝廷面见帝王也可使用手杖。后世因而将"杖乡"和"杖国"分别作为六十岁与七十岁的代称。

手杖的制作材料一般用竹子，尤以蜀地即四川所产邛竹或筇竹最为有名，也有用藤条或梅、柘等树枝条制成的。竹的特点是轻便，老树枝条则很坚实。杖头饰物多为鸠状，《后汉书》有"民年七十授杖，其端以鸠为饰"的记载。因斑鸠吃食不会发生哽咽，故借以祝福老人进食宜缓慢而防止发生哽咽之意，这就体现了鸠杖的保健意义。

手杖主要用来扶助老人顺利行走，防止摔跌；但杖头亦可用来挂物。还可在杖头刻上铭文，用来提醒注意安全，做到防患于未然。曹氏此文虽然专论老人手杖，却很有文化品位，很值得广大中老年朋友认真一读。

# 四 注重老人身心调养

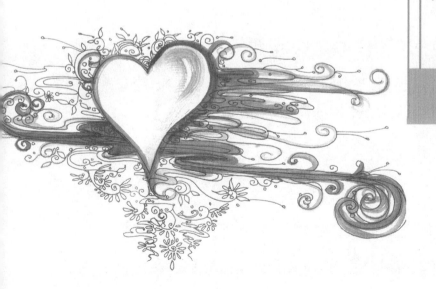

## (一)燕居

### {名著选录}

养静为摄生首务。五官之司,俱属阳火,精髓血脉,则阴精也。阴足乃克济阳……养静所以养阴,正为动时挥运之用……少视听,寡言笑,俱足宁心养神,即却病良方也。

心者神之舍,目者神之牖;目之所至,心亦至焉。《阴符经》曰:"机在目。"《道德经》曰:"不见可欲,使心不乱。"平居无事时,一室默坐,常以目视鼻,以鼻对脐,调匀呼吸,毋间断,毋矜持,降心火入于气海,自觉遍体和畅。

《定观经》曰:"勿以涉事无厌,故求多事;勿以处喧无恶,强来就喧。"盖无厌无恶,事不累心也。若多事就喧,心即为事累矣。《冲虚经》曰:"务外游,不如务内观。"

心不可无所用,非必如槁木,如死灰,方为养生之道。静时固戒动,动而不妄动,亦静也。道家所谓不怕念起,唯怕觉迟。至于用时戒杂,杂则分,分则劳,唯专则虽用不劳,志定神凝故也。

人借气以充其身,故平日在乎善养。所忌最是怒。怒心一发,则气逆而不顺,窒而不舒。伤我气,即足以伤我身。老年人虽事值可怒,当思事与身孰重,一转念间,可以涣然冰释。

寒暖饥饱,起居之常,唯常也,往往易于疏纵,自当随时审量。衣可加即加,勿以薄寒而少耐;食可置即置,勿以悦口而少贪。《济生编》曰:"衣不嫌过,食不嫌不及。"此虽救偏之言,实为得中之论。

春冰未泮,下体宁过于暖,上体无妨略减,所以养阳之生气。棉衣不可顿加,少暖又须暂脱。北方语曰:"若要安乐,不脱不着。"南方语曰:"若要安乐,频脱频着。"

夏月冰盘,以阴乘阳也;冬月围炉,以阳乘阴也。阴阳俱不可达时。《内经》曰:"智者之养生也,必顺四时而调寒暑。"然冬犹可近火,火在表也;夏热必戒凉,凉入里也。(《老老恒言·卷二》)

**{帮您解读}**

养静是保养身体的首要任务。人体五官的职责,都属于阳性和火性;精髓和血脉,就属于阴精。阴精充足才能周济阳火……养静就是为了养阴,正是为活动时供挥运体力之用……减少视听,极少言笑,都足以使内心宁静而能调养精神,这就是却病防疾的良方。

心是神的住所,眼是神的窗户,眼睛所见到之处,心也会到达那里。《阴符经》(道家著作)说:"机巧在于眼睛。"《道德经》(即《老子》)说:"不要见到自己想要的东西,使心神不致惑乱。"平常居家没有事情时,在室内默默地独坐,经常用眼睛盯着鼻子,用鼻子对着肚脐,将呼吸调匀,不要间断,不要拘谨,把心火降入气海(在脐下三寸处),自然会感觉到遍体都很调和顺畅。

《定观经》(道家著作) 说:"不要因所涉及的事情不满足,便故意追求更多的事;不要因处在喧闹之中尚无恶感,便勉强地迁就喧闹。"由于没有不满足感或厌恶感,心就不会劳累。如果事情太多而又迁就喧闹,心也就被事情所拖累了。《冲虚经》(即《列子》)说:"追求外部游览,不如追求内观自省。"(内观即内视,犹言内省,自我检查)

心不可没有发挥作用之处,并非必定要像枯槁的木头,或像死灰一般,以为那样才算养生之道。心静时固然要戒动,活动时不乱动,也要算是静。正如道家所说,不怕念头产生,就怕觉悟太迟。至于用心时不可太繁杂,繁杂就会分心,分心就会劳累,只有专心致志,则虽然有所运用也不会劳累,这是由于情志安定而神思凝聚的缘故。

人要凭借气来充实身体,所以平时在乎善于保养。最应当禁忌的是愤怒,怒心一旦发作,气就会上逆而不顺畅,窒息而不舒展。损伤了我的气,就足以损伤我的身体。老年人即使碰到可愤怒之事,也应当考虑这事与身体哪一个更重要,一转念之间,问题就会像冰块融化似的得到解决。

寒温与饥饱,是起居生活中的平常事,只因很平常,每每容易疏忽和放纵,自己应当随时随地谨慎注意。衣服该添加就立即添加,不要因寒气不严重而稍稍忍耐;吃饭当停止便立即停止,不要因为味道很美而稍加贪食。《济生编》说:"衣服不怕过多,饮食不怕不够。"这虽然是为了纠正偏颇所说的话,实际上是说得很中肯的言论。

春天冰雪尚未化解,下身宁可多穿一些,使之过于暖和;上身不妨略微少穿一点,是为了调养春天阳气渐长的生发之气。棉衣不可骤然增加,稍稍变暖又必须暂时脱掉。北方话说:"若要安乐,不脱不着。"(是说北方气温稳定,不必临时穿脱衣服)南方话说:"若要安乐,频脱频着。"(是说南方天气变化很大,要随时随地穿脱衣服)

夏季使用冰盘,是用阴气来抑制阳热之气;冬季围坐在火炉旁,是用阳气来抑制阴寒之气。不管阴和阳都不可能达到时令的标准。《内经》说:"聪明人对待养生,必须顺从四季的寒热变化来进行调理。"然而冬季还可以接近火,火气显现在表面;夏季天热必须禁戒任意纳凉，因寒凉之气会侵入体内。

{专家点评}

本篇讲的是"燕居"，同宴居，也就是安乐地闲居之意。实际上主要是讲在日常生活中，如何调养好身心的问题，而重点在于养心。一开始就提出"养静为摄生首务"，要求排除一切杂念，高度入静，"使心不乱"。怎样才能做到这一点呢？其具体方法是："平居无事时，一室默坐，常以目视鼻，以鼻对脐，调匀呼吸，毋间断，毋矜持，降心火入于气海，自觉遍体和畅。"此法看起来简单易行，但许多人难以长期坚持，倘能真正做到清心寡欲，则不仅可以保持良好心态，而且十分有利于健身防病。正如曹氏所说："少视听，寡言笑（按：言语可少而笑不可少），俱是凝心养神，即却病良方也。"曹氏进而指出，养心"最忌是怒，怒心一发，则气逆而不顺，窒而不舒。伤我气，即足以伤我身，老年人虽事值可怒，当思事与身孰重，一转念间，可以涣然冰释。"诸如此类的论述，无疑可给广大中老年朋友提供极好的启示。

此外如说:"衣可加即加,勿以薄寒而少耐;食可置即置,勿以悦口而少贪。""春冰未泮,下体宁过于暖,上体无妨略减,所以养阳之生气。"这些都是护体健身的经验之谈,绝不可忽视。

## (二)省心

### ﹛名著选录﹜

六淫之邪,其来自外,务调摄所以却之也。至若七情内动,非调摄能却。其中喜怒二端,犹可解释;倘事值其变,忧思悲恐惊五者,情更发于难遏。要使心定则情乃定,定其心之道何如? 曰:安命。

凡人心有所欲,往往形诸梦寐,此妄想惑乱之确证。老年人多般涉猎过来,其为可娱可乐之事,滋味不过如斯,追忆间,亦同梦境矣。故妄想不可有,并不必有,心逸则日休也。

世情世态,阅历久,看应烂熟,心衰面改,老更奚求?谚曰:"求人不如求己。"呼牛呼马,亦可由人,毋少介意。少介意便生忿,忿便伤肝。于人何损?徒损乎己耳。

少年热闹之场,非其类则弗亲,苟不见几知退,取憎而已。至与二三老友,相对闲谈,偶闻世事,不必论是非,不必较长短,慎尔出话,亦所以定心气。

《语》云:"及其老也,戒之在得。"财利一关,似难打破,亦念去日已长,来日已短,虽堆金积玉,将安用之?然使恣意耗费,反致奉身匮乏,有待经营,此又最苦事。故"节俭"二字,始终不可忘。

衣食二端,乃养生切要事。然必购珍异之物,方谓于体有益,岂非转多烦扰?食但慊其心所欲,心欲淡泊,虽肥浓亦不悦口;衣但安其体所习,鲜衣华服,与体不相习,举动便觉乖宜。所以食取称意,衣取适体,即是养生之妙药。

凡事择人代劳,事后核其成可也。或有必亲办者,则毅然办之。亦有可姑置者,则决然置之。办之所以安心,置之亦所以安心,不办又不置,终日往来萦怀,其劳弥甚。

老年肝血渐衰,未免性生急躁,旁人不及应,每至急躁益甚,究无济于事也,当以一耐字处之。百凡自然就理,血气既不妄动,神色亦觉和平,可养身兼养性。

年高则齿落目昏,耳重听,步蹇涩,亦理所必致,乃或因是怨嗟,徒生烦恼。须知人生特不易到此地位耳,到此地位,方且自幸不暇,何怨嗟之有?

寿为五福之首。既得称老,亦可云寿,更复食饱衣暖,优游杖履,其获福亦厚矣。人世间境遇何常,进一步想,终无尽时;退一步想,自有余乐。《道德经》曰:"知足不辱,知止不殆,可以长久。"

身后之定论,与生前之物议,已所不及闻,不及知,同也。然一息尚存,必无愿人毁已者,身后亦犹是也。故君子疾没世而名不称。非务名也,常把一名字着想,则举动自能检饬,不至毁来。否即年至期颐,得遂考终,亦与草木同腐。《道德经》曰:"死而不亡者寿。"谓寿不徒在乎年也。(《老老恒言·卷二》)

### 〖帮您解读〗

风、寒、暑、湿、燥、火等六淫之邪,来自于外界,务必通过调摄来防止它。至于七情从内部发生，就不是调摄所能去除的。其中喜、怒两个方面，尚且可以解除；倘若碰到事情发生了变化，忧、思、悲、恐、惊等五种情志，就更会发

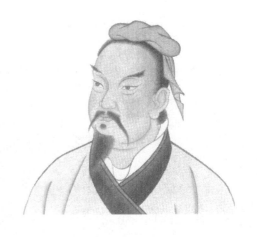

展到难以遏制的地步。要使心安定，情绪才能定安，那么安定心的规律是什么呢？回答说：在于安命。

大凡人的内心有欲望，往往表露在睡梦之中，这就是妄想与惑乱的确实证明。老年人涉猎过各种各样的事务，对那些可以感到欢娱快乐的事，觉得其滋味也不过如此，回想起来，好像是做梦一般。所以妄想不应该有，并且不必有，内心安逸，日子也就过得舒适了。

世俗的各种情志，经历和体验的时间久了，应已看得烂熟，到了心衰而面容变枯的老年时期，还想要追求什么呢？民间谚语说："求人不如求己。"别

人像呼唤牛马似的对待你,也只能由着别人,不要有稍稍的不如意,稍不如意就会产生愤怒,愤怒便会损伤肝脏,对别人又有什么损害呢?徒然损伤自己而已。

青少年聚集于热闹的场所,不是同龄人便不亲近,老年人假若不能识趣地自动退避,只会招人憎恶罢了。至于与二三老朋友一起,互相聊天闲谈,偶尔听说了某些人世间发生的事,不必评论是非对错,不必计较优劣短长,言语当谨慎,也是为了安定心气。

《论语》说:"及其老也,戒之在得。"(到了年老之时,当禁忌随意获取钱财)财利这一关,似乎很难打破,也应想到自己逝去的岁月已经多而且长,未来的岁月已经很短少了,即使堆积许多金玉,又将往哪里使用呢?然而肆意耗费钱财,反倒弄得自身日常生活供养困难,有待临时去经营生活所需,这又是一件最苦的事,所以"节俭"这两个字,始终不可忘记。

衣与食两个方面,乃养生最为切要的事情。然而必定要购买珍奇异物,才认为是对人体有益,又哪里不会给人增添许多烦恼和打扰呢?饮食只求满足内心所需要的,内心欲望淡泊,即使是肥甘厚味和浓酒也不会有好的口感;衣服只求适合于自己的形体和生活习惯,鲜美华丽的衣服,与形体及生活习惯不合,穿了便会感到别扭。所以食物只取称心如意的,衣服只取适合于身体的,就要算是养生的佳品和妙药了。

大凡事情要选择别人代办,办完之后加以核实就可以了。有的事必须亲自办理,便自己果断地去办理。也有可以暂时搁置的事,便决意搁置起来。办事是为了安心,搁置也是为了安心,既不办理,又不搁置,整天总是在心中盘算着,其劳累会更加厉害。

老年人肝血渐渐虚衰,难免在性格脾气上容易发生急躁,问话时别人未能立即应对,往往急躁得更加厉害。终究这种态度对于处事毫无帮助,应当用一个"耐"字来对待。百事都要顺其自然而注重讲道理,血气确能做到不妄动,神色也就会觉得顺畅平和,这样既能保养身体,又可调养心理性格。

寿在五福(指寿、福、康宁、攸好德、考终命)之中是列在第一位的。既然称为老人,也可以说是有寿,再加上吃得饱穿得暖,自由自在地扶着拐杖行走,其所获得的福气也就较优厚了。人世间的遭遇哪有一成不变的?进一步着想,时光终究没有尽头;退一步着想,自然有不少的快乐。《道德经》即《老子》说:"知道满足就不招致污辱,知道适可而止就不会带来危险,可以活得长久。"

人死以后的定论,及其生前的评价,自己来不及听说,也来不及知道,这一点是共同的。然而只要人还在呼吸,必定不愿意听到诋毁自己的言论,人死后也还是这样。所以君子痛恨自己终老之时没有一个相称的好名声。并非只是为了追求虚名,若能经常把一个"名"字多想一想,那么行动举止自然就会有所检点和约束,也就不会有诽谤到来。否则即使活到一百岁,最终获得高寿,也会与草木一同腐烂。《道德经》即《老子》说，"死后而名声不消亡者就算是有寿"，认为寿命不仅在于年岁活得长久。

### ｝专家点评｛

所谓省心，就是奉劝老年人不要有过多欲望，要排除一切杂念和妄想，减少心思，安定情志，顺其自然，知足常乐。即使体衰多病，也不可怨天尤人，更不可愤怒烦恼，要以今天已能进入老年期为庆幸（曹氏写作此书时已经 75 岁），余下的日子仍可通过自己的努力来掌控。老年人一定要正确对待名利。谈到财利，孔子在《论语》中说过："及其老也，戒之在得。"曹氏在引用孔子此话之后指出，"财利一关，似难打破"，但老年人必须打破。怎样打破呢？曹氏强调要做到两点：一是不要贪财务得，凡不义之财，一分一毫也不可取；不要聚敛过多的钱财，否则"虽堆金积玉，将安用之？"老年人只要钱财能满足生活与健身防病的需要，也就足可以了。二是反对"恣意耗费"，始终保持"节俭"精神，如果因挥霍浪费而弄得穷愁潦倒，那是老年人之大忌，千万要防止此种现象的发生。

谈到名声,曹氏又指出,老年人虽然不可追求虚名假誉,但必须注意保持晚节,死后应当留下一个好的名声。正如他在本篇最后一段所说:"故君子疾没世而名不称。非务名也,常把一'名'字着想,则举止自能检饬,不至毁来。"这段话很值得广大中老年朋友反复阅读和玩味,定能从中得到十分有益的启示。

## (三)消遣

### ╎名著选录╎

笔墨挥洒,最是乐事,素善书画者,兴到时,不妨偶一为之。书必草书,画必兰竹,乃能纵横任意,发抒性灵,而无拘束之嫌。饱食后不可捉笔,俯首倚案,有碍胃气,若因应酬促逼,转成魔障。

棋可遣闲,易动心火;琴能养性,嫌磨指甲;即素擅长,不必自为之。幽窗邃室,观弈听琴,亦足以消永昼。

能诗者偶而得句,伸纸而书,与一二老友共赏之,不计工拙,自适其性可也。若拈题或和韵,未免一番着意。至于题照,及寿言挽章,概难徇情。

书法名画,古人手迹所存,即古人精神所寄。窗明几净,展玩一过,不啻晤对古人。谛审其佳妙,到心领神会处,仅有默默自得之趣味在。

院中植花木数十本,不求名种异卉,四时不绝便佳。呼童灌溉,可为日课,玩其生意,伺其开落,悦目赏心,无过于是。

鹤,野鸟也,性却闲静。园圃宽阔之所,即可畜,任其自如,对之可使躁气顿蠲。若笼画眉,架鹦鹉,不特近俗,并烦调护,岂非转多一累?

阶前大缸贮水,养金鱼数尾,浮沉旋绕于中,非必池沼然后可观。闲伫时观鱼之乐,即乐鱼之乐,既足怡情,兼堪清目。

拂尘涤砚,焚香烹茶,插瓶花,上帘钩,事事不妨身亲之,使时有小劳。筋骸血脉,乃不凝滞,所谓流水不腐,户枢不蠹是也。(《老老恒言·卷二》)

{帮您解读}

挥笔洒墨来写字作画,是人生最快乐的事。素

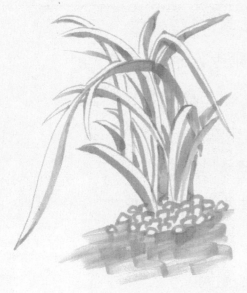

来善于书法与绘画的人,兴致到来时,不妨偶尔写写画画一番。书法必定写草书,绘画必画兰花与竹子,才能纵横书写和任意发挥,可抒发自己的灵感,而没有被限制与束缚的毛病。吃饱饭以后不可立即提笔写字,俯身低头倚靠在书案上,对胃的消化功能有妨碍,如果因为应酬别人而被逼着这么做,就会转变成对身体的伤害。

下棋可以消遣闲暇,但容易扰动心火;弹琴能怡养性情,嫌它磨损指甲;素来擅长这些,也不必亲自去做。在门窗幽深的房间里,观赏他人下棋弹琴,也足以打发那白昼很长的日子。

能作诗的偶尔想出了佳句,便铺开稿纸书写出来,与一两位老朋友共同欣赏,不计较高低优劣,只要自得其乐就可以了。如果要求互相拈题或者步原韵相和,未免太费心思。至于书写题词赠语,以及祝寿条幅与丧事挽联之类,便一概谢绝而难徇私情。

好的书法与名画,是古人手迹的遗存,便是古人寄托其精神的作品。窗户明亮而书几洁净,将书画展开来玩味一番,不由得像面对古人聚晤一般。仔细审视其佳妙之处,颇有心领神会之感,内心只会悄悄地生出一种怡然自得的趣味来。

庭院中栽植的花木有好几十株,不求珍贵的名木异卉。只要四季都能持续不断地有可供观赏的花木就很佳妙了。呼喊孩童灌溉花木,可以视为日常功课,玩味其生机勃勃,等待花开花落,最能赏心悦目,再没有什么可以超过这个的了。

鹤是野生鸟,性情却很娴静。园囿中有宽广开阔之处,就可以饲养此鸟。让它来来往往饮水啄食,任听其自由自在,面对它可以消除烦躁情绪。如果用笼子关着画眉鸟,手臂上架着鹦鹉,不仅近于低俗,而且养护起来也很麻烦,难道不是增添负担吗?

台阶前面用大缸贮水,放养几尾金鱼,在缸中环绕四周沉浮游动,不一定要有沼池然后才能观赏。

闲暇时站立一旁观赏鱼的快乐，就会乐鱼之所乐，既能怡情养性，又能使耳目清新。

拂去灰尘和洗涤砚池，焚香与烹煮茶水，瓶中插花，挂上帘钩，这些家务事不妨件件亲自去做。使身体时时有轻微劳动，筋骨血脉与周身百骸，就不会淤阻凝滞。前人所说"流水不会腐臭，门轴不会生蠹虫"，讲的就是这个意思。

## 专家点评

消遣即消磨与排遣之意，多指消闲，也就是尽量寻觅轻松愉快之事来度过闲暇的时光。老年人一般闲暇时间较多，该怎样消遣呢？曹庭栋在本篇中指出，琴棋书画，栽植花木，畜养鱼鸟，做一些力所能及的家务劳动，均可以成为消遣的手段。认为题诗作画，操练书法，观赏古人书画，观看他人弹琴对弈，种植花卉，养鹤养金鱼等，均可丰富老年人的文化生活，提供良好的精神寄托，十分有利于身心健康。最后一段强调老年人要尽可能地多干一些力所能及的家务劳动，要使身体"时有小劳"，这样一来，

"筋骸血脉,乃不凝滞",自然合乎前人所说"流水不腐,户枢不蠹"的科学道理。

本篇所论对人们很有启示。大凡老年人离退休以后,亦不可饱食终日,无所事事,过度清闲就会使人灵魂空虚,苦闷彷徨,精神无所寄托,其本身就会成为一种致病因素。久而久之,极易患精神抑郁症等疾病。故老年人一定要力求做到"老有所为"与"老有所乐",才能有效地预防此类疾病的发生。

### (四)见客

《记王制》曰:"七十不与宾客之事。"盖以送迎仆仆,非老年所能胜。若夫来而不往,《记》以为非礼。岂所论于老年?予尝有《扫径诗》云:"积困成懒痼难砭,扫径欣看客迹添;若要往来拘礼法,尔音金玉亦无嫌。"

见客必相揖,礼本不可废,但恐腰易作酸,此礼竟宜捐弃。腰为肾之府,肾属水,水动则生波。又按:《蠡海集》云:"肺居上,肝居下,一鞠躬则肺腑肝仰矣。"故嵇康言:"礼岂为我辈设?"愚谓揖岂为老年设?

客至进茶,通行之礼,茶必主客各一,谓主以陪客也。老年交好来往,定皆习熟,止以佳茗进于客可耳。若必相陪,未免强饮,或谓设而不饮,亦可,又安用此虚文?

老年人着衣戴帽,适体而已,非为客也,热即脱。见客不过便服,如必肃衣服而后相接,不特脱着为烦,寒温亦觉顿易,岂所以适体乎?《南华经》曰:"是适人之适,而不自适其适者也。"倘有尊客过访,命阍人婉辞也可。

凡客虽盛暑,其来必具衣冠,鹄立堂中,俟主人衣冠而出,客已热不能胜。当与知交约,主不衣冠,则客至即可脱冠解衣,本为便于主,却亦便于客。

喜谈旧事,爱听新闻,老人之常态。但不可太烦,亦不可太久,少有倦意而止。客即在座,勿用周旋,如张潮诗所云:"我醉欲眠卿且去"可也。大呼大笑,耗人元气,对客时亦须检束。

往赴筵宴,周旋揖让,无此精力,亦少此意兴。即家有客至,陪坐陪饮,强以所不欲,便觉烦苦。至值花晨月夕,良友欢聚,偶尔开樽设馔,随兴所之可也,毋太枯寂。

庆吊之礼,非老年之事,自应概为屏绝。按:礼重居丧。《曲礼》犹曰:"七十唯衰麻在身,饮酒食肉处于内。"又《王制》曰:"八十斋丧之事弗及也。"况其他乎!(《老老恒言·卷二》)

### 〖帮您解读〗

《礼记·王制》说:"七十岁不参与接待宾客之事。"因送往迎来而忙忙碌碌,不是老年人所能胜任的。如果有来而无往,《礼记》认为是不合乎礼仪的,难道讲的是老年人吗?我曾写过一首《扫径诗》说:"多年懒散的毛病很难改,打扫庭中小路欣然看到客人来访的踪迹增添,如果往来都拘泥于礼法,你即使发出金玉之声也不可能使人不嫌弃。"

与客相见必须互相作揖行礼。礼仪本来不可废除,但老人恐怕容易出现腰酸,这种礼节可直接废除。腰为肾之外腑,肾属水脏,水动就易发生波浪。又按:《蠡海集》说:"肺居于上焦,肝居于下焦,一旦行鞠躬礼肺就会往下俯而肝即往上仰了。"所以晋代嵇康说:"礼仪难道是为我们这些人设置的吗?"我认为作揖哪里是为老年人设置的呢?

客人来了要端上茶水,这是普通的礼节,必须主人与客人各一碗,是说主人要陪客人喝茶。老年朋友互相交往,必定都很了解熟悉,只须端上优质好茶待客就可以了。假若必定要陪着一起喝,不免喝得很勉强,有人说将茶端来不喝也行,又何必讲究这种虚假的礼节呢?

老年人穿衣戴帽,适合于身体罢了,并非为了客人另外讲究着装,感到热就可脱掉。会见客人只穿便装,如果必须衣帽整齐严肃然后才能接待客人,不但穿脱起来十分麻烦,而且感到寒温有突变也难以调节,难道能适合于身体吗?《南华经》即《庄子》说:"这只是为了适应别人,而并不适合于自己。"假若有尊贵客人想来访问,就叫看门的人予以辞谢好了。

大凡客人来访,哪怕是酷热盛暑天也会衣帽穿戴整齐，端正地站立在厅堂之中，等待主人穿戴好衣帽之后出来迎接，此时客人已经热得很难耐受了。当与知交好友约定，主人不必衣帽穿戴整齐，客人来了可随时脱帽解衣，这本是为了主人自己方便，却也为客人提供了方便。

喜欢回忆以往旧事，爱听时事新闻，这是老年人的通常心态。然而不可谈得太烦琐，谈的时间也不可过长，稍微有些疲倦就应当停止。客人即使在座，也不必多加应付，如张潮在诗歌中所说："我醉了想睡眠，你就离去吧！"也是可以的。大声呼叫和大笑不止，会耗损人的元气，与客人互相交谈亦应有所检点和约束。

前往出席宴会筵席，互相照应与作揖行礼，老人没有这种精力，也缺少这种兴趣。即使家中有客人来访，要陪坐陪饮，强迫自己干些不情愿的事，便觉得心烦苦恼。至于遇上适合于赏花的早晨或赏月的夜晚，几个好朋友欢聚在一起，偶尔准备一些美酒佳肴，可随其兴致办理，也不要把日子过得太枯燥和寂寞了。

喜庆与吊丧之礼,不是老年人该参与的事情,自然应当全都予以谢绝。按:在礼仪上很重视丧葬,《礼记·曲礼》尚且说:"七十岁只需披麻穿孝服在身就行了,可在室内饮酒和吃肉。"又《礼记·王制》说:"八十岁时斋戒(祭祀)与丧葬之事就不要再参加了。"何况是其他活动呢?

{专家点评}

本篇以"见客"为题,专论老年人怎样接待宾客以及如何对待婚丧喜庆等事的礼仪问题。认为老人年老体衰,互相交往不必过分讲究穿戴和礼仪,总之以尽量简便为好。主客互相交谈声调不可太高,时间不可过久,一旦感到疲倦,便应及时予以休息。在饮食方面,也各取自便,不可勉强。七十岁以后,凡遇婚丧喜庆之事,当尽量少参加;八十岁以后则一概谢绝参加。这一切,全都是为了维护老年人自己的身心健康来考虑的,至今仍然具有一定的参考价值。

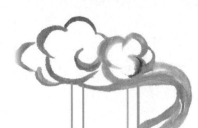

五 论老人散步与导引

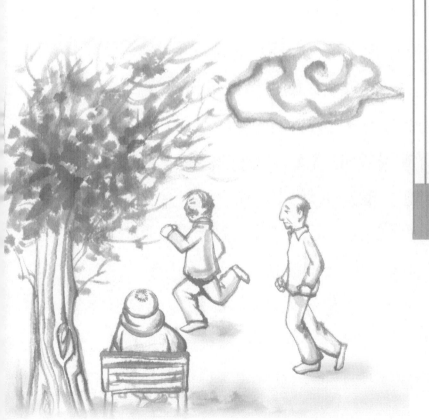

## (一)散步

### ⁅名著选录⁆

坐久则络脉滞。居常无所事，即于室内，时时缓步，盘旋数十匝，使筋骸活动，络脉乃得流通。习之既久，步可渐至千百，兼增足力。步主筋，步则筋舒而四肢健，懒步则筋挛，筋挛日益加懒，偶展数武，便苦气乏，难免久坐伤肉之弊。

欲步先起立，振衣定息，以立功诸法（见后文《导引》），徐徐行一度。然后从容展步，则精神足，力倍加爽健。荀子曰："安燕而气血不惰。"此之谓也。

饭后食物停胃，必缓行数百步，散其气以输于脾，则磨胃而易腐化。《蠡海集》曰："脾与胃俱属土，土耕锄始能生殖，不动则为荒土矣，故步所以动之。"《琅嬛记》曰："古之老人，饭后必散步，欲摇动其身以消食也。故后人以散步为消摇。"

《遵生笺》曰："凡行步时，不得与人语。欲语须住足，否则令人失气。"谓行步则动气，复开口以发之，气遂断续而失调也。虽非甚要，寝食而外，不可言语,亦须添此一节。

散步者,散而不拘之谓。且行且立,且立且行,须得一种闲暇自如之态。卢纶诗"白云流水如闲步"是也。《南华经》曰:"水之性不杂则清。"郁闭而不流,亦不能清。此养神之道也,散步所以养神。

偶尔步欲少远,须自揣足力,毋勉强。更命小舟相随,步出可以舟回;或舟出而步回,随其意之所便。既回,即就便榻眠少顷,并进汤饮以和其气。

春探梅,秋访菊,最是雅事。凡晴日和时,偕二三老友,撦(zhī)筇里许,安步亦可当车。所戒者,乘兴纵步,一时客气为主,相忘疲困,坐定始觉受伤,悔已无及。(《老老恒言·卷一》)

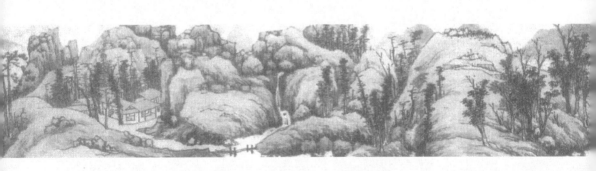

## ﹛帮您解读﹜

坐得太久经络血脉就会瘀滞。居家平常没有事情时,可在房间里,随时缓步行走,来回走动几次,使筋骨得到活动,经络与血脉才能流通。练习得长久了,一次行走可渐渐增加到千百步,又会增强足力。步行主要增强筋力,坚持徒步行走就可舒筋而使四肢强健;懒得步行会使筋挛缩,筋挛缩则使人更加懒惰。偶尔伸足走上几步,便觉得气力虚乏,那就很难避免招致久坐伤肉的危害。

要步行便先站立起来,整理衣服与平定呼吸,将气功术式中立功的各种方法,先缓慢地练习一遍,然后再从容地展步行走,就会精神充足,力气倍加爽健。荀子说:"人要安闲而气血不能懒惰。"讲的正是这个意思。

吃饭之后食物停留在胃里,必须缓慢地行走好几百步,发散其胃气而输送到脾脏,那么胃就能磨碎和消化食物。《蠢海集》说:"脾和胃与五行相配均属土,土要用犁耕锄挖才能生长作物,不开垦变动就会成为荒地,所以步行就是为了运动脾胃。"《琅嬛记》说:"古代的老人,饭后必定散步,要使身体不断摇动来消化食物,所以后人称散步为消摇(逍遥)。"

明代高濂的《遵生八笺》说:"大凡走路时,不要和别人说话,要讲话就得先停住两脚,否则就会使人耗损元气。"是说行走时必定要动用气血,再加开口说话来发散它,气血就会变得断断续续而失去调和。虽然不是十分重要,但除了寝卧和饮食之外,不可言语之说,也必须在步行的注意事项中增添这一条。

所谓散步,是指闲散而无拘束,随时行走或站立,随时站立或行走,必须处于一种悠闲自在的状态。唐代诗人卢纶诗句所说"白云流水如闲步",讲的就是这种情况。《南华经》即《庄子》说:"水中没有杂物就清澈。"淤阻而不流动也不能清,这就是养神的道理,散步正是为了养神。

偶然想要走远一点,必须考虑自己的体力,不要勉强。更要让人准备小船跟随,步行出去之后,可以坐船返回,也可以先坐船出去再步行返回。可根据各人的意愿认为怎么方便就怎么做。回来之后即可在简易床榻上睡卧片时,进食一些汤水饮料之类来调和气血。

春天观梅花,秋天赏菊花,是最有雅兴的事情。大凡天气晴和之时,偕同两三位老朋友,拄着筇竹拐杖步行里把路,安稳的步行抵得上坐车。所要禁戒的是,趁着高兴放肆步行,一时之间以对友人讲客气为主,彼此都忘记了疲劳,等到坐定下来才感觉到受了劳伤,再后悔也就来不及了。

### ﹛专家点评﹜

本篇专论散步。作者曹庭栋指出,散步是老年人必不可少的运动。每天坚持散步,可"使筋骸活动,络脉乃得流通……筋舒而四肢健。"并使全身气血流畅,精力充沛,情绪愉悦,体力"倍加爽健"。还能促进食物消化,增加营养吸收,因而十分有利于人体健康。曹氏的这类论述,无疑具有较高的参考价值。

徒步行走是人类最简便而又最基础的运动,也是人类健康最有效最时尚的运动,更是一项最适合于老年人的运动。大量研究表明,坚持步行锻炼乃防病健身的重要手段,可以降低发生心脏病、脑卒中、糖尿病、肿瘤等多种慢性病的风险;有助于保持健康的体重,缓解抑郁情绪和精神压力,改善老年人的生存质量;还能帮助糖尿病与高血压病患者控制血糖和血压。长期坚持散步尚可收到延年益寿的效果。

下面聊举数例为证:如北京大学人民医院心内科主任胡大一教授,2000年体重92千克,甘油三酯超标并有脂肪肝,空腹血糖处于临界值。后来他"坚持快走,平衡饮食",每天行走1万步,除了极个别特殊情况之外,从不间断。这样一来,其体重便逐渐减轻到合乎正常标准,血脂、血糖等各项指标也都恢复到正常水平,脂肪肝自然也就消失了。现今他的身体非常强健。

又如年逾九旬的我国著名电影表演艺术家秦

怡，她于 1922 年 1 月出生在上海，很快就要满 93 岁了。至今仍然热情洋溢地参加演出活动或有关社会活动。2012 年岁末，中国关心下一代委员会曾授予她一块"伟大的母亲"荣誉匾额。自 1949 年来，秦怡塑造了一大批生动的银幕人物形象，先后当选为"新中国 22 大影星"、第 9 届全国政协委员，并荣获"中国电影世纪奖最佳女演员奖"等一系列殊荣。对这位一贯靓丽清纯的女影星，人们无不极口称赞。从电视或报刊等媒体的报道来看，秦怡神采奕奕，身体很好。然而有谁知道，她在几十年前曾是一位癌症患者呢？她在战胜病魔方面，也为人们树立了榜样，特别是在坚持步行锻炼方面更是如此。

早在 1966 年春节，秦怡被查出患有肠癌，随即做了一次大手术，医生断言她活不久了。邓颖超同志闻听后，专门给她写信说："既来之，则安之。要在战略上藐视疾病，在战术上重视疾病。"这给了秦怡以巨大的鼓舞，坚定了她战胜疾病的信心。此后她除了保持乐观的心态、积极进行治疗、注重饮食调养之外，尤其重视通过散步等方式来锻炼身体。她说："我平时靠散步来锻炼身体，每天走上 5 000 到 10 000 米。外出办事时，只要距离不是很远，我一定步行前往。西方医学之父希波克拉底说过：'步行是人类最好的补药。'行走增强了我的体质，我感谢行走。"

秦怡说得很对，步行的确是老年人最好的运动。走路不需要很大的气力，也不会造成精神紧张，却对老人的健康大有好处。大凡人在坐着的时候，对氧气的需要量为每分钟 250 立方厘米，如果总是保持此种低氧限量要求，将会导致人体肌力衰弱，机能减退；若在新鲜空气中散步，可使人的吸氧量增至每分钟 1 000 立方厘米，跑步更可增加到每分钟 4 000 立方厘米，这对人体肌力和机能大有促进作用。然而跑步要消耗较多的体力，又会增加心肺负担和紧张度，这对年老体衰和有病之人来说，是很不合适的。至于徒步行走则适合于各种人群，无论年龄老少或体质强弱，均可起到较好的锻炼作用。人在步行时精神不会紧张,腿部、背部、腹部、臀部等处大肌群的肌肉就会协调运动。肌肉交替收缩和放松,有利于改善血液循环和新陈代谢,增大肺活量,可更好地供应心脏所需氧气和营养物质,并对增强腿部肌肉、韧带和关节的灵活性大有裨益。步行既有利于健身防病,又有利于延年益寿,这是毫无疑义的。

美国曾对 60 万名 40 岁以上成年男女的生活进行分析,认为快速步行有利于健康长寿。每周快步行走 2.5 小时,平均可增寿 3.4 年;步行时间加倍,可增寿 4.2 年;每周步行 7.5 小时,可增寿 4.5 年。又据《科学公共图书馆医学卷》月刊报道说:最能受益的人群是维持正常体重并坚持每周步行 2.5 小时等适量锻炼的人,这种人可增寿 7 年以上。尽管上述说法不一,但有一点是共同的,那就是每天坚持适度步行可以延长寿命。

当然,为了达到锻炼目的,步行要有一定的速度 (每分钟 80~90 步为中速,100 步以上为快速),

要有一定的时间，每天至少行走 30 分钟以上，若能步行 1 个小时更好。美国梅奥诊所的健康指南建议，每天运动 30 分钟，可以使心脏病患病风险减少一半，还有助于预防癌症。但现代人很难专门抽出时间运动，不妨把这 30 分钟拆分成 3 个 10 分钟。美国匹兹堡大学研究发现，10 分钟健身法同样能增强心血管耐力。不妨每天上午、下午、晚上各抽出 10 分钟进行走路或其他活动，都能收到良好效果。由此受到启发，饮食可以少食多餐，运动也可化整为零，分散成若干个 5 至 10 分钟进行运动亦可。只要加起来每天不少于 30 分钟的锻炼即可。

在此还要提醒老年朋友注意，运动一定要量力而行，与自身的体质和体力相适应。走路时当做到自我感觉良好，没有心悸气促，全身温暖舒适或微微有汗为好。不可超越自己的身体条件去追求高速度或较长步行时间，否则欲益反损。正如曹庭栋所指出的那样，若只顾"乘兴纵步"，"相忘疲困"，及至"坐定始觉受伤"，那就"悔已无及"了。

## (二)导引

### ﹛名著选录﹜

导引之法甚多,如八段锦,华佗五禽戏,婆罗门十二法,天竺按摩诀之类,不过宣畅气血,展舒筋骸,有益无损。兹择老年易行者附于左,分卧功、立功、坐功三项,至于叩齿咽津,任意为之可也。修炼家有纳气、通三关、结胎成丹之说,乃属左道,毋惑。

仰卧,伸两足,竖足趾,伸两臂,伸十指,俱着力向下,左右连身牵动数遍。

仰卧,伸左足,以右足屈向前,两手用力攀至左,及胁,攀左足同,轮流行。

仰卧,竖两膝,膝头相并,两足向外,以左右手各攀左右足,着力向外数遍。

仰卧,伸左足,竖右膝,两手兜住左右足底,用力向上,膝头至胸,兜左足同,轮流行。

仰卧,伸两足,两手握大拇指,首着枕,两肘着席,微举腰摇动数遍。

正立,仰面昂胸,伸直两臂,向前,开掌相并,抬起，如抬重物，高及首，数遍。

正立，横伸两臂，左右托开，手握大拇指，宛转顺逆摇动，不计遍。

正立，两臂垂向前，近腹，手握大拇指，如提百钧重物，左右肩俱耸动数遍。

正立，开掌，一臂挺直向上，如托重物，一臂挺直向下，如压重物，左右手轮流行。

跌坐，擦热两掌，作洗面状，眼眶鼻梁耳根，各处周到，面觉微热为度。

跌坐，伸腰，两手置膝，以目随头左右瞻顾，如摇头状，数十遍。

跌坐，伸腰，两臂用力，作挽硬弓势，左右臂轮流互行之。

跌坐，伸腰，两手仰掌，挺肘用力，齐向上，如托百钧重物，数遍。

跌坐，伸腰，两手握大拇指作拳，向前用力，作捶物状，数遍。

跌坐，两手握大拇指，向后托实坐处，微举臀，以腰摆摇数遍。

跌坐，伸腰，两手置膝，以腰前扭后扭，复左侧右侧，全身着力，互行之，不计遍。

跌坐，伸腰，两手开掌，十指相叉，两肘拱起，掌按胸前，反掌推出，正掌挽来，数遍。

跌坐，两手握大拇指作拳，反后捶背及腰，又向前左右交捶臂及腿，取快而止。

跌坐，两手按膝，左右肩前后交扭，如转辘轳，令骨节俱响，背觉微热为度。(《老老恒言·卷二》)

〈帮您解读〉

导引即气功的方法比较多，如八段锦、华佗五禽戏、婆罗门(古印度)十二法、天竺(古印度)按摩诀之类，不过是用来促使气血宣通流畅，筋骨舒展，是只有益处而无损害的。在此选择几种老年人容易做的功法附录如下，分为卧功、立功、坐功三个项目。至于叩击牙齿和吞咽津液之类，可随意去做好了。气功家有纳气、通三关和结胎成丹之类的说法，乃旁门左道之论，不要被它迷惑了。

以下则是对卧功、立功、坐功的术式予以具体介绍，文字比较通俗易懂，在此就不拟帮您解读了。

{专家点评}

所谓导引，亦作道引，乃中国古代一种强身除病的养生方法。后世多为道家和医家所用。其法以主动的肢体运动，配合呼吸运动或自我按摩而进行锻炼。相当于现今的气功和体育疗法。导引的历史颇为悠久，最早见于《庄子·刻意》："吹呴呼吸，吐故纳新，熊经鸟伸，为寿而已矣。此道引之士，养形之人，彭祖寿考者之所好也。"晋代李颐注释说："导气令和，引体令柔。"意即通过调整呼吸使脏腑经络之气和顺，通过肢体运动使人体动作灵活柔和。《黄帝内经素问·异法方宜论》："其病多痿厥寒热，其治宜导引按跻。"长沙马王堆三号汉墓曾出土帛画《导引图》，记载了 44 种导引术式。隋代巢元方在《诸病源候论》里，进而载有导引法 260 余条。道家和历代养生家大多很重视导引，后世传承者更是不乏其人。曹庭栋在此篇中，主要介绍了卧功、立功、坐功三种功法,其中卧式功法5种,立式功法5种,趺坐(盘腿而坐)功法10种,大多简便易行,比较切合实用。倘能长期依照其功法进行锻炼,当可收到"宣畅气血,展舒筋骸,有益无损"的效果。

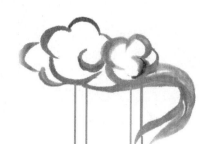

六　论老人防病与服药

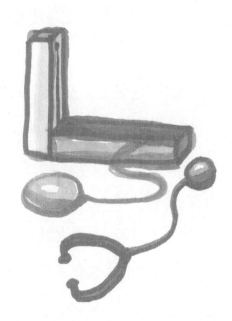

## (一)防疾

### {名著选录}

心之神发于目,肾之精发于耳。《道德经》曰:"五色令人目盲,五音令人耳聋。"谓淆乱其耳目,即耗弊其精神。试于观剧时验之:静默安坐,畅领声色之乐,非不甚适,至歌阑舞罢,未有不身疲力倦者,可恍悟此理。

久视伤血,久卧伤气,久坐伤肉,久立伤骨,久行伤筋。此《内经》五劳所伤之说也。老年唯久坐久卧不能免,须以导引诸法,随其坐卧行之,使血脉流通,庶无此患。

男女之欲,乃阴阳自然之道。《易·大传》曰"天地绷缊,男女媾精"是也。然《传》引损卦爻辞以为言,损乃损刚益柔之象。故自然之中,非无损焉。老年断欲,亦盛衰自然之道,损之爻辞曰"窒欲"是也。若犹未也,自然反成勉强,则损之又损,必至损年。

五脏俞穴,皆会于背。夏时热,有命童仆扇风者,风必及之,则风且入脏,贻患非细,有汗时尤甚。

纵不免挥扇,手自挥动,仅及于面,犹之御风而行,俱为可受,静坐则微有风来,便觉难胜。动阳而静阴,面阳而背阴也。

时疫流行,乃天地不正之气,其感人也,大抵由口鼻入。吴又可论曰:"呼吸之间,外邪因而乘之,入于膜原是也。"彼此传染,皆气感召。原其始,莫不因风而来。《内经》所谓风者,善行而数变。居常出入,少觉有风,即以衣袖掩口鼻,亦堪避疫。

窗隙门隙之风,其来甚微,然逼于隙而出。另有一种冷气,分外尖利,譬之暗箭焉,中人于不及备,则所伤更甚!慎毋以风微而少耐之。

酷热之候,俄然大雨时行,院中热气逼入于室,鼻窍中并觉有腥气者,此暑之郁毒,最易伤人。《内经》曰:"夏伤于暑,秋为痎疟。"须速闭窗牖,毋使得入。雨歇又即洞开,以散室中之热。再如冷水泼地,亦有暑气上腾,勿近之。

饱食后不得急行,急行则气逆,不但食物难化,且致壅塞。《内经》所谓"浊气在上,则生䐜胀"。饥不得大呼大叫,腹空则气既怯,而复竭之,必伤肺、胃。五脏皆禀气于胃,诸气皆属于肺也。

凡风从所居之方来,为正风,如春东风,秋西风,其中人也浅。从冲后来为虚风,如夏北风、冬南风,温凉因之顿异,伤人最深。当加意调养,以补救天时,凉即添衣,温毋遽脱,退避密室,勿犯其侵。

三冬天地闭,血气伏,如作劳出汗,阳气渗泄,无以为来春发生之本,此乃致病之原也。春秋时大汗,勿遽脱衣,汗止又须即易,湿气侵肤,亦足为累。

石上日色晒热,不可坐,恐发臀症;坐冷石恐患疝气。汗衣勿日曝,恐身长汗斑。酒后忌饮茶,恐脾成酒积。耳冻勿火烘,烘即生疮;目昏毋洗浴,浴必添障。凡此日用小节,未易悉数,俱宜留意。(《老老恒言·卷二》)

{ **帮您解读** }

心脏的神气从眼睛发出,肾脏的精气从耳朵中散发出去。《道德经》即《老子》说:"五色可使人的眼睛失明,五音可使人的耳朵变聋。"是说混淆与惑乱人的耳目,就会耗散和损伤人的精神。试用观看戏剧演出来作为验证,安静沉默地坐着,痛痛快快地领受美好的声色之乐,并非不舒服,直到歌舞演出完毕,没有不感到身体疲倦的,就可从中恍然大悟地明白此一道理。

观看太久会伤血,睡卧太久会伤气,坐得太久会伤肌肉,站立太久会伤骨,行走太久会伤筋。这就是《内经》有关五劳所伤的论述。老年人只有久坐和久卧无法避免,必须运用气功导引的方法,随着坐卧的具体情况结合起来进行锻炼,使血脉通顺流畅,才能避免劳伤之患害。

男女两性之欲,是合乎阴阳变化之自然规律的。《易·大传》说:"天地之间有缊之气可化生万物,男女之间则互相交媾才能结成胎儿。"讲的正是这个意思。然而《易传》是引述损卦爻辞之后说的,损卦是一种损刚益柔的卦象。所以在自然现象中,不是没有损伤的。老年人断欲,也是盛衰变化的自然之道。损卦爻辞所说的"窒欲",正是说的断欲之意。如果尚未断欲，与自然之道相反而勉强地去过性生活，就会损上加损，必定会导致减损年寿的后果。

五脏的腧穴，都会合在背部。夏季酷热时，有指使童仆给自己扇风的，风必定要扇到身上，那么风就会侵入内脏，带来的患害是不小的，有汗时受风危害更严重。纵然必定要扇风，不如自己摇扇，只是面部受风，就好比乘风行走，都是可以承受的，静坐时受风，便觉得难以忍受。这是因动属阳而静属阴，面部属阳而背部属阴的缘故。

季节性的时疫病流行，是天地间的不正之气形成的，它感染人时，大抵经由口鼻进入。明代医家吴又可论述说："在呼吸的时候，外邪因之乘虚而入，进入到膜原即半表半里而形成此种疫病。"人体互相传染，都是通过气的感召所致。追究其初始原因，没有不是通过风来传播的。《黄帝内经》所说风这东西，善于飞速流行而不断发生变化。居家或出门在外，稍微感到有风，就应当用衣袖遮住口鼻，也可避免疫病的传染。

窗户或门的缝隙处有风，其来势很微细，然而有的被逼得从隙缝中钻出来，另外带有寒冷之气，特别尖锐锋利。譬如暗箭一般，中伤人却来不及防备，所造成的损伤就更厉害，当谨慎地对待而不能以为风势微小就稍加忍耐。

　　最热的时候，突然降下大雨来，庭院中的湿气被逼钻入到室内，鼻孔中感到有一股腥气，这就是暑热郁结的毒气，最容易伤害人。《黄帝内经》说："夏天伤于暑热之气，秋季就会成为疟疾病。"必须急速关闭窗户，不要让暑毒侵入屋内。待雨停之后再把窗户打开，以便发散室内的热气。又如用冷水泼地，也有暑气蒸腾而上，不要靠近它。

　　饱食之后不可急速行走，急走会使气上逆，不但食物难以消化，而且容易招致淤阻堵塞。《黄帝内经》所说"重浊之气在上，将会使腹部发生膜胀"即是此意。饥饿之时不可大喊大叫，此时腹内空虚则气已怯弱，再加重竭耗，必定损伤肺胃两个脏腑。五脏之气皆来源于胃，全身之气均属于肺脏所主。

　　大凡风从所居的恰当方向吹来，称为正风，如春天的东风，秋天的西风，即便会伤人也很浅。从身后冲击而来的风为虚风，如夏天的北风，冬天的南风，因其温凉与时令截然不同，伤害人也就最为严重。应当加倍注意调养，以便对不正常的天时进行补救。寒凉时当立即加衣，温热时不急于脱衣，及时退回密室进行躲避，不让邪风侵犯人体。

　　冬季三个月天地闭合，血气伏藏，如果劳动时过多出汗，阳气渗漏外泄，使来年春天的生发之气受到损失，这就会成为致病的根源。春秋时节出了大汗，不可急速脱衣；出汗停止了又必须立即换衣，若湿气侵入肌肤，也会带来危害的。

　　石头被阳光晒得炽热，不可以坐，恐怕会发生臀部疾病；坐冷石又恐怕会患疝气。汗湿了的衣服不要曝晒，恐怕身上会长汗斑。醉酒之后不可饮茶，恐怕使脾脏形成酒积病。耳朵受冻后不要用火烤，烤火将会发生疮肿。眼睛昏暗不要洗浴，洗浴之后恐怕增添障病。大凡这些均属日常生活小节，未能全部列举出来，都应当留心注意。

{专家点评}

本篇专论在日常生活中如何注意预防疾病的问题。诸如老年人应当正确对待声色之欲，毕竟高年之人其体魄绝非少壮之时可比，必须注意护身节欲。体弱多病者更应绝欲，倘若年老体衰仍然贪情纵欲，势必招致不测之后果。不可过于久视、久坐、久卧、久立、久行，应适可而止，防止发生五劳所伤。即使久坐或久卧真有必要，也必须与气功导引等锻炼方式紧密结合，防止招致损害。对于季节性的时令病和传染病，尤其要高度注意预防，尽可能地减少外出，防止接触病源。风为百病之长，老年人要严防风寒侵袭，居住之所不可有暗风入侵，炎夏盛暑禁忌过度贪风纳凉。此外，诸如饱食之后不可急速行走，寒温变化之时衣服宜厚穿而不可遽脱，汗湿的衣服当立即洗换，无论热石或冷石均不可坐，耳朵受冻后不可立即烤火，这些原属生活细节，却对预防疾病很有帮助。诸如此类，很值得老年朋友重视，亦不可等闲视之。

## (二)慎药

### ⸮名著选录⸮

老年偶患微疾,加意调停饮食,就食物中之当病者食之。食亦宜少,使腹常空虚,则络脉易于转运,元气渐复,微邪自退,乃第一要诀。

药不当病,服之每未见害,所以言医易,而医者日益多。殊不知既不当病,便隐然受其累,病家不觉,医者亦不自省。愚谓微病自可勿药有喜,重病则寒凉攻补,又不敢轻试。谚云:"不服药为中医。"于老年尤当。

病有必欲服药者,和平之品甚多,仅可施治。俗见以为气血衰弱,攻与补皆必用人参。愚谓人参不过药中一味耳,非得之则生,弗得则死者,且未必全

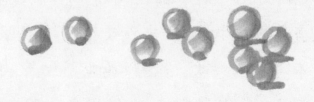

利而无害,故可已即已。苟审病确切,必不可已,宁谓人参必戒用哉?

凡病必先自己体察,因其所现之证,原其致病之由。自顶至踵,寒热痛痒何如;自朝至暮,起居食息何如;则病情已得,施治亦易。至切脉又后一层事。所以医者在乎问之详,更在病者告之周也。

方药之书,多可充栋,大抵各有所偏,无不自以为是。窃考方书最古者,莫如《内经》,其中所载方药,本属无多,如不寐用半夏秫米汤,鼓胀用鸡矢(屎)醴,试之竟无效,他书可知。总之同一药,而地之所产各殊;同一病,而人之禀气各异。更有同一人、同一病、同一药,而前后施治,有效有不效。乃欲于揣摹仿佛中求其必当,良非易事,方药之所以难于轻信也。

《本草》所载药品,每日服之延年,服之长生,不过极言其效而已。以身一试可乎?虽扶衰补弱,固药之能事,故有谓治已病,不若治未病。愚谓以方药治未病,不若以起居饮食调摄于未病。

凡感风感寒暑,当时非必遽病。《内经》所谓邪之中人也,不知于其身。然身之受风受寒暑,未有不自知。病虽未现,即衣暖饮热,令有微汗,邪亦可从汗解。《道德经》曰:"夫唯病病,是以不病。"

病中食粥,宜淡食,清火利水,能使五脏安和,确有明验,患泄泻者尤验。《内经》曰:"胃阳弱而百病生,脾阴足而万邪息。"脾胃乃后天之本,老年更以调脾胃为切要。

人乳汁,方家谓之白朱砂,又曰仙人酒。服食法:以瓷碗浸滚水内,候热,挤乳入碗,一吸尽之,勿少冷。又法:以银锅入乳,烘干成粉,和以人参末,丸如枣核大,腹空时噙化两三丸。老人调养之品,无以过此。此则全利而无害,然非大有力者不能办。

程子曰:"我尝夏葛而冬裘,饥食而渴饮,节嗜欲,定心气,如斯而已矣。"盖谓养生却病,不待他求。然定心气,实是最难事,亦是至要事。东坡诗云:"安心是乐更无方。"

术家有延年丹药之方,最易惑人,服之不但无验,必得暴疾。其药大抵煅炼金石,故峻厉弥甚。《列子》曰:"禀生受形,既有制之者矣,药石其如汝何?"或有以长生之说问程子,程子曰:"譬如一炉火,置之风中则易过,置之密室则难过。"故知人但可以久生,而不能长生。老年唯当谨守炉余,勿置之风中可耳。(《老老恒言·卷二》)

**{帮您解读}**

老年人偶然患有小病,当加倍注意调理饮食,就在食物中选择一些可以抵挡疾病的东西来吃。食物的量也要少,使腹内保持空虚,经络血脉就容易流通转运,元气渐渐恢复,微小的病邪自然会消退,乃头等重要的诀窍。

药物不能抵挡疾病,服了之后也未见到什么害处,所以说医生容易当,因而做医生的人日益增多。却不懂得药物既然不能抵挡疾病,就将隐蔽地受到危害,病人不会察觉,医生也不能自我反省。我认为对付小病也可以不吃药而收到好的效果,重病则面对寒凉攻补之药,亦不可轻易尝试。民间谚语说:

"有病不吃药，等于得到了一个中等水平医生的治疗。"这话对老年人来说尤为恰当。

疾病有的必须要服药，性味平和的药品很多，仅仅可以用来施治。世俗之见认为只要是气血衰弱，不论攻法和补法都必须用人参。我认为人参不过是众多药物中的一种，并非得到它就能活命，得不到它就会死亡，况且未必都是有益处而无害处，所以能不用就不用。假定审察病症很准确，必须用它不可，又有谁说人参应当禁用呢？

大凡疾病首先必须自己体察，依据其所表现出来的症候，针对致病的根由，从头顶到脚跟，寒热痛痒等具体症状是怎样的；从早到晚，起居饮食与休息等情况是怎样的。病情已经弄清楚了，进行治疗也比较容易。至于切脉则是后一步的事。因此医生治病在乎问诊很详细，更在乎患者告知病情很全面仔细。

方药一类的书籍，可说多得汗牛充栋，大抵所论各有偏见，没有不自以为是的。我考察方书最古老的,没有比《黄帝内经》更早的了,其中收载的方药,本来就不多,如治疗失眠用半夏秫米汤,治鼓胀用鸡矢(屎)醴,试用之后全都无效,其他方药书也就可想而知了。总而言之,同一种药物,因产地不同而其性能也就各有差异;同一种病,人的先天禀赋之气又互不相同;更有同一个人,同一种病,同一种药物,只因治疗时机的先后不同,便有有效与无效的差别。假若想要在病情仿佛之中加以揣摩而找到必定妥当的治法,实在不是容易的事,所以对于方药书也是难以轻信的。

《本草》书所收载的药品,每每说服之能够延长年寿,服之可以长生久视,不过是尽量说它有效罢了。用自己的身体去做一次试验可以吗?虽然扶持衰体和补益虚弱固然是药物的本能,所以有人说,治疗已经生病,就不如在未病之先进行治疗。我认为用方药治疗未病,就不如用调理起居饮食的方法来治疗未病。

凡是感受了风寒暑湿等外邪,当时并不一定立即生病。正如《内经》所说邪气中伤人,自身不一定能感觉到。然而自身被风寒暑热等邪气感染后,没有不能觉察到的。病症虽然尚未出现,当即时增衣暖身和饮服热汤,使身体微微发汗,病邪亦可从发汗中化解。《道德经》即《老子》说:"只要注重谨防疾病,因而能做到不生病。"

发病时常食粥,适宜于淡食,可以清热利水,能使五脏安定调和,确实有明显效果,对于泄泻病人尤其有效。《内经》说:"胃的阳气虚弱,百病就会发生;脾的阴血充足,万种病邪都会止息。"脾胃乃人体后天的根本,老年人更应当以调理脾胃最为重要。

人的乳汁,养生家称之为白朱砂,又叫仙人酒。其服食方法:用瓷碗浸入滚开水内,等到热了,将奶挤入碗内,一口气吸饮完毕,不要等到稍冷。又有一法:用银锅倒入乳汁,烘干成粉末状,加入人参末予以调和,做成枣核大的丸药,待空腹时口中含服二三丸。在老年人的调养品中,再没有超过此物的了,这东西全都有利而无害处,然而不是很有财力的人就没法办到。

北宋理学家程颐说:"我曾经夏天穿麻布衣而冬天穿皮衣,饥饿时便进食而口渴时饮水,节制嗜欲,安定心气,这样做也就罢了。"大概是说养生和消除疾病,不待期求别的什么,然而要安定心气,实在是最难做到的事,也是一件最为重要的事。苏东坡有诗句说:"安心就是快乐,此外再无别的方法。"

炼丹的方术家有延年益寿的丹药方,最易迷惑人,服食之后非但没有效验,必定还会使人得暴疾重病。其药大致都是通过煅炼所制成的金石类矿物药,所以峻猛厉害到了极点。《列子》说:"人禀有生命而形成身体,已经有了控制生命的东西,药石又能对你怎么样呢?"有人用怎样才能长生的问题请教程颐,程颐说:"好比一炉火,放在风大的地方容易燃尽,放在无风的密室之中就难以燃烧完毕。"因此知道人的寿命仅仅可以活得长久一些,而不可能长生不死。老年人当谨慎地守护好炉中的余火,不

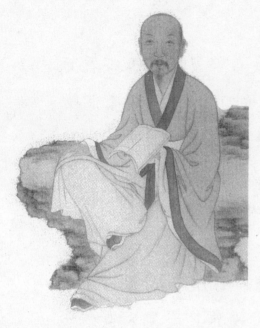

要让火炉放置到风中去就可以了。

{专家点评}

本篇虽以"慎药"为题，其内容却远远超出了此一范畴，实际上涉及养生保健的诸多问题，不过其重点仍在于谨慎服药。作者指出，老人服药必须注意以下几点：

一是凡能用食疗方法治愈的疾病，当尽量使用调理饮食的方法来解决问题，不要轻易使用药物。

二是用药必须对症。凡药物都有偏性，有其毒副作用，如果"药不当病"而贸然用之，就会"隐然受其累"。哪怕是人参之类的补药，亦不可滥用，否则同样会带来十分严重的后果。与其乱服药，不如不服药，故有"不服药为中医"之说，意即不乱服药就等于得到了一个中等水平医生的治疗。

三是对历代本草及方药书所载方药疗效,不可轻信,不可随意照搬套用,否则容易误事。

四是注重疾病预防,注重治未病。认为与其用方药治未病,就不如注重起居饮食的调理来防止生病。

五是不可轻信"延年丹药"。倘若轻信虚假宣传而滥服金石丹砂之类的矿物药,非但无益,反而使人易得暴病而早死。

六是劝人高度重视养生保健。篇末引用北宋学者程颐的话说:"譬如一炉火,置之风中则易过,置之密室则难过。"曹庭栋从此话中深深地受到启示,因而得出结论说:"老年人唯当谨守炉余,勿置之风中可耳。"这话意味深长,很值得老年朋友反复琢磨体会。在此特别要指出,凡体弱多病者,更应高度重视保养。是否注重保养,其结局是大相径庭的。例如国民党元老陈立夫与蒋经国同为糖尿病患者,由于陈立夫高度重视养生保健,最终获享103岁的高寿;而蒋经国不遵医嘱,不重保养,结果只活了78岁。通过两者的对比,无疑很能发人深省。